U0206750

荣 获

◎ 第七届统战系统出版社优秀图书奖

◎ 入选原国家新闻出版广电总局、全国老龄工作委员会
办公室首届向全国老年人推荐优秀出版物名单

◎ 入选全国图书馆2013年度好书推选名单

◎ 入选农家书屋重点出版物推荐目录（2015年、2016年）

名医与您谈疾病丛书

肾肿瘤与肾囊肿

学术顾问◎钟南山　陈灏珠　郭应禄　王陇德

　　　　　　葛均波　张雁灵　陆　林

总　主　编◎吴少祯

执行总主编◎夏术阶　李广智

主　　　编◎夏术阶　王　翔　徐东亮

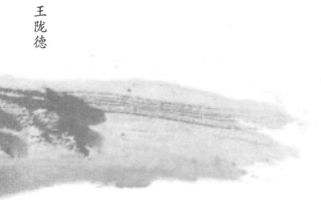

中国健康传媒集团

中国医药科技出版社

内 容 提 要

　　本书介绍了肾肿瘤与肾囊肿的常识、病因、症状、诊断、治疗和预防保健，对患者最关注的问题进行了言简意赅的解答，使肾肿瘤与肾囊肿的相关知识得到进一步普及。本书适合肾肿瘤与肾囊肿患者和家属阅读，并可作为大众提高自我保健能力的科普读物。

图书在版编目（CIP）数据

　　肾肿瘤与肾囊肿 / 夏术阶，王翔，徐东亮主编 . —北京：中国医药科技出版社，2021.1

　　（名医与您谈疾病丛书）

　　ISBN 978-7-5214-1896-5

　　Ⅰ.①肾…　Ⅱ.①夏…②王…③徐…　Ⅲ.①肾肿瘤—防治—普及读物②囊性肾—肾肿瘤—防治—普及读物　Ⅳ.① R737.11-49 ② R692-49

　　中国版本图书馆 CIP 数据核字（2020）第 101256 号

美术编辑　陈君杞
版式设计　南博文化

出版　**中国健康传媒集团** ｜ 中国医药科技出版社
地址　北京市海淀区文慧园北路甲 22 号
邮编　100082
电话　发行：010-62227427　邮购：010-62236938
网址　www.cmstp.com
规格　710×1000mm $^1/_{16}$
印张　8 $^1/_2$
字数　115 千字
版次　2021 年 1 月第 1 版
印次　2023 年 4 月第 2 次印刷
印刷　三河市万龙印装有限公司
经销　全国各地新华书店
书号　ISBN 978-7-5214-1896-5
定价　**29.00 元**

获取新书信息、投稿、为图书纠错，请扫码联系我们。

出版者的话

党的十八大以来，以习近平同志为核心的党中央把"健康中国"上升为国家战略。十九大报告明确提出"实施健康中国战略"，把人民健康放在优先发展的战略地位，并连续出台了多个文件和方案，《"健康中国2030"规划纲要》中就明确提出，要加大健康教育力度，普及健康科学知识，提高全民健康素养。而提高全民健康素养，有效防治疾病，有赖于知识先导策略，《名医与您谈疾病丛书》的再版，顺应时代潮流，切合民众需求，是响应和践行国家健康发展战略——普及健康科普知识的一次有益尝试，也是健康事业发展中社会治理"大处方"中的一张有效"小处方"。

本次出版是丛书的第三版，丛书前两版出版后，受到广大读者的热烈欢迎，并获得多项省部级奖项。随着新技术的不断发展，许多观念也在不断更新，丛书有必要与时俱进地更新完善。本次修订，精选了44种常见慢性病（有些属于新增病种），病种涉及神经系统疾病、呼吸系统疾病、消化系统疾病、心血管系统疾病、内分泌系统疾病、泌尿系统疾病、皮肤病、风湿类疾病、口腔疾病、精神心理疾病、妇科疾病和男科疾病等，分别从疾病常识、病因、症状表现、诊断与鉴别诊断、治疗和预防保健等方面，进行全方位的解读；写作形式上采用老百姓最喜欢的问答形式，活泼轻松，直击老百姓最关心的健康问题，全面关注患者的需求和疑问；既适用于患者及其家属全面了解疾病，也可供医务工作者向患者介绍病情和相关防治措施。

　　本丛书的编者队伍专业权威，主编都长期活跃在临床一线，其中不乏学科带头人等重量级名家担任主编，七位医学院士及专家（钟南山、陈灏珠、郭应禄、王陇德、葛均波、陆林、张雁灵）担任丛书的学术顾问，确保丛书内容的权威性、专业性和前沿性。本丛书的出版不仅是全体患者的福音，更是推动健康教育事业的有力举措。

　　本丛书立足于对疾病和健康知识的宣传、普及和推广工作，目的是使老百姓全面了解和掌握预防疾病、科学生活的相关知识和技能，希望丛书的出版对于提升全民健康素养，有效防治疾病，起到积极的推动作用。

中国医药科技出版社

2020年6月

序

随着我国经济发展与社会进步，人们对健康的重视程度不断提升，对健康知识的需求日益增长。但是科普读物的数量和种类与普及推广工作还不能满足大众需求，尤其是涉及泌尿外科学、男科学领域。由于受传统思想的影响，对于泌尿外科与男科疾病，有些人不愿因其就医或谈起，以至于延误诊疗，所以泌尿外科与男科学领域的科学普及工作尤其必要，任重道远。

为积极响应国家2030健康中国的宏伟战略，以夏术阶教授为代表的泌尿外科、男科专家团队及时出版了一系列泌尿外科、男科学科普书，具有重要意义。通过科学普及工作让大众了解人体生理特征与疾病的基础知识，及时抓住疾病的预警信号，比如通过读科普书懂得了血尿意味着什么，从而做到及时就医，合理诊治。

泌尿外科与男科学是一门研究泌尿外科疾病以及男性生殖系统结构、功能及其生理和病理过程的学科，涉及疾病广泛。从生理到病理，从诊断到治疗，认识泌尿外科与男科疾病的特点是一个复杂的过程。但是作者们以深入浅出、通俗易懂的文笔，流畅地阐明了相关疾病的病因、诊断、治疗、随访等患者关切的问题。作者们还特别重视从非医学人群中收集大家关心或想知道的疾病相关问题，这使得这套书更具有实用性和可读性。

本套科普书，适应形势，观念较新，注重实用，为推动泌尿外科及男科学知识的普及做出了实实在在的贡献。作者们三易其稿，删繁就简，反复斟酌。可谓：其文简，其义博，其理奥，其趣深，为大众奉上一份饱含心血的读物。因此，向大家推荐此书。

中国工程院院士
中华医学会泌尿外科学分会名誉主任委员
中华医学会男科学分会名誉主任委员

2020年2月26日

前言

每到一年的体检季节，常常有人因为B超或CT检查发现有肾脏囊性或者肾脏实性占位而惴惴不安。其实，泌尿外科专家会耐心告诉你：对于肾脏囊性占位，大可不必紧张，一方面，肾囊肿比较常见，另一方面，单纯性肾囊肿是一种良性改变，并不需要特殊治疗，只有极少一部分复杂性肾囊肿需要进一步诊治，排除囊性肾癌。但是，对于偶然发现的肾脏实性结节，一定要高度重视，其中很有可能是早期的小肾癌。

即使发现了早期肾癌，相对于罹患其他恶性肿瘤来说，也还是幸运的。目前的泌尿外科微创手术技术突飞猛进，日臻完善，已经完全不同于过去传统的开放手术时代。对于体检发现并诊断早期小肾癌患者，施行腹腔镜微创手术，不仅创伤小，住院时间短，而且患侧的正常肾脏组织也可以最大限度保留，患者手术后完全可以恢复正常的工作和生活。

诚然，癌症作为现今危及人类健康和生命的主要原因之一，谈癌色变，一是因为癌是一种较难治疗的顽症，二是由于人们对当前癌症防治水平了解不够。一般来说，肿瘤的发生除了环境因素、生活习惯、免疫因素和遗传因素之外，还有人们至今无法明确的其他因素，甚至有人称之为"上帝掷的筛子"。然而，对于包括肾癌在内的绝大多数肿瘤，如果能够早期发现，基本都可以获得根治。

重视健康教育、提高生活质量是当今文明社会进步的重要体现。获得正确的医学知识，勇敢面对疾病，甚至战胜疾病，都是极为重要。肾癌占全身恶性肿瘤的2%~3%，男女患者比例约为2：1，其发病率呈逐年递增趋势。根据2012年的统计资料，全世界大约每年有337860新发肾癌病例和143406人死于肾癌，我国2009年的全国肿瘤登记年报显示，我国肾癌发病率为4.5/10万，死亡率为1.46/10万，因此，在我国肾癌依然是重要的公共健康问题。

由上海第一人民医院泌尿外科临床医学中心学术带头人夏术阶教授牵头指导，由泌尿肿瘤外科王翔主任、徐东亮主任医师等多位临床经验丰富的外科医生编写的《肾肿瘤与肾囊肿》，通过通俗易懂的语言和问答的形式，让人们对肾癌和肾囊肿的预防、诊断和治疗有更加详细和深入的了解。本书共分常识篇、病因篇、症状篇、诊断篇、治疗篇和预防保健篇六个部分，不仅包含了肾脏的解剖特点和生理功能，还包含肾肿瘤和肾囊肿的分类、病因和发病机理、临床表现、诊断手段和早期发现的方法以及肾肿瘤和肾囊肿的治疗和保健等内容。为广大肾脏疾病患者提供一定的相关知识，使疾病得到早期发现，早期诊断和合理治疗。

本书的编写得到了上海交通大学附属第一人民医院泌尿外科各位专家的关怀，历时数月，参阅大量中外文文献编写而成。内容详细全面，语言通俗易懂，文字深入浅出，具有实用性、可读性。

由于编写仓促，不足之处在所难免，谨请读者指正。

王翔　徐东亮
2020年2月

第一部分　肾肿瘤

常识篇

病因篇

症状篇

诊断篇

治疗篇

预防保健篇

第二部分　肾囊肿

常识病因篇

症状篇

诊断篇

治疗篇

预防保健篇

第一部分　肾肿瘤

◆ 肾脏是怎么长出来的？
◆ 肾脏在人体的哪个部位？
◆ 肾脏有哪些功能？
◆ 如何评价肾脏功能？
◆ 常见的肾脏良性肿瘤有哪些？
◆ ……

📖 常识篇

肾脏是怎么长出来的?

首先我们来看看肾脏是怎么发育的：人类的肾脏发育与所有的哺乳动物一样，当我们还在妈妈的子宫里，仅仅还是胚胎的时候我们却会发育形成3个肾脏，按照这些肾脏的出现顺序，分别称为前肾、中肾和后肾。只是前两者还没有等我们出生就在子宫内退化了，而只有最后出现的后肾才会发育成真正的肾脏。三个肾脏胚胎上都起源于所谓的"间介中胚层"。当胚胎在子宫内形成横褶时，间介中胚层开始远离轴旁中胚层并移向胚内体腔（即将来的腹膜）。此时双侧纵向中胚层细胞团块（称为生肾索）迅速生长，每个生肾索不断增大，从胚内体腔后壁突向体腔形成生殖嵴。

人类的前肾类似于原始鱼类的肾，是一过性的无功能肾。前肾发育开始于胚胎第3周，并在第5周初期就通过细胞凋亡而完全退化、消失。与此同时中肾开始发育，中肾也是一过性器官，当在真正肾脏即后肾开始发育时它可作为胚胎的排泄器官而发挥作用。直到胚胎第12周时，除了少许中肾组织参与组成生殖管道以外，人类中肾仅仅维持大约9周即完成它的使命，与前肾一样几乎完全退化消亡。在男性，一部分中肾小管将发育成睾丸的输出小管、附睾和输精管。而在女性，头侧和尾侧的中肾小管残存部分会形成小而无功能的输卵管系膜结构，称为卵巢冠和卵巢旁体。中肾小管分化成为泌尿单位，类似于成人肾单位的简化版本。

真正的肾脏即后肾，也称永久肾，是出生后行使功能的肾脏。后肾在胚胎第5周开始生长、发育，第10周时出现泌尿功能，随着胚胎的发育逐渐完善，尿量随之逐渐增加，胎儿的尿液与羊水混合，构成羊水的来源之一。在胚胎期，胎盘暂时发挥"替代"肾脏的工作，胎儿的肾脏不承担排泄废物、维持体内环境稳定的功能，此时即使肾脏有严重的结构和功能缺陷，胎儿仍可以正常生长发育。出生后，由于胎盘不复存在，这一功能迅速移交给肾脏，肾脏的功能也随之迅速发育成熟，以适应母体外的生活以及各种应激变化的需要。肾单位是组成肾脏功能和结构的基本单位，就好比一个集团下设的各个子公司，是由肾小球、近端肾小管、Henle袢和远端小管构成，认为其起源于后肾间叶组织。而由集合管、肾盏、肾盂、输尿管组成的集合系统是由输尿管芽发育而来。后肾间叶组织与输尿管芽相互作用诱导原始肾单位的形成。足月新生儿每个肾脏约有100万个肾单位，肾单位的胚胎发育在34~36周完成，但其内部结构、功能的完善与成熟还需要相当长一段时间。宝宝出生时，肾小球的平均直径只有成人的1/3~1/2，肾小管平均长度也只相当于成人的1/10。这种结构上的差异约在宝宝出生后12~14个月消失，因此肾脏的各种生理功能大约在宝宝1岁至1岁半后才达到成人水平。

肾脏在人体的哪个部位？

肾脏俗称为"腰子"，位于上腰部脊柱两侧，左右各一，大致上像是两颗相对的"发芽豆"，"芽"就好似肾脏的血管，连接在腹主动脉和下腔静脉上，还有一根输尿管向下连接到膀胱。人体左右两个肾脏并不完全对称，通常来说人的左肾比右肾略长、略高、略重。每个肾的大小约为（长）11cm×（宽）6cm×（厚）2.5cm，重量100~150g。女性肾脏位置低于男性，儿童低于成人，新生儿的更低，呼吸时随膈肌的升降而上下移动。

从体表来看，肾脏在体表上的位置投影位于上腹部，左肾上极与第十一胸椎齐平，下极与第二腰椎齐平；右肾上极平第十二胸椎，下极平第三腰椎。肾脏后方有胸部最下方的1~2根肋骨斜行跨过，对肾脏起到保护作用。肾脏一般较难从体表触及，体瘦人放松腹部肌肉并用力吸气时，医生通过腰腹双合诊的方法可触到右肾下极，当然对于体型肥胖的人来说，双合诊是很难触及到肾脏。

另外，两侧肾脏周围毗邻的脏器并不相同。左肾上极内侧与半月形的左肾上腺贴着，前中部与胰腺尾部、脾脏血管邻接，下部邻接小肠。右肾上极内侧也有锥形的右肾上腺贴着，前上方与肝脏相邻，下部与小肠相邻，内侧缘与十二指肠毗邻，下部与大肠邻接。

值得一提的是，有极少数人的肾脏由于先天发育异常或肾脏邻近器官组织病变等因素而发生位置变化，如位于盆腔或髂窝的低位肾，跨过中线至对侧的交叉异位肾，以及位置不固定的游走肾等。这是为什么呢？原来我们人类的肾脏在胚胎发育时经历了上升的过程，一开始我们的肾脏位于骶区，并不是我们常说的腰部，在胚胎第6~9周，肾脏才上升至腰部，恰好位于肾上腺的下面。那是什么神秘的力量把我们的肾脏拉上来的呢？目前对此过程的机制仍不清楚，推测与腰骶区域的生长分化有很大关系。当这一上升过程某个环节出了问题不能正常完成时，就会出现所谓的"异位肾"。如果完全不能上升则成为"盆腔肾"。在胚胎发育4~6周，后肾组织相互靠近，此时许多影响因素均可导致其下极相融合。脐动脉或髂动脉的轻微变化可引起正在移行的肾脏方向改变从而发生两肾的融合。不管其形成机制如何，肾脏的融合总是发生在旋转之前，因此肾脏和输尿管常朝向前。双肾下极可以融合形成马蹄肾，横跨于主动脉前方。马蹄肾在上升时因受阻于肠系膜下动脉而不能到达正常位置，一侧肾脏与对侧融合并斜着上升至对侧称交叉融合异位肾，这是更极为少见的情况。此外，还可能出现两侧肾脏广泛融合成一个不规则的分叶状的"块状肾"，通常上升仅达骶岬水平，许多仍停留在盆腔内。因此，在下腹部或盆腔内可扪及实质性肿块，表面结节状。如果两肾的上下极或内侧融合，则形成一个边缘厚、中间薄的"盘状肾"，临床表现与马蹄形肾相似。但多位于骶岬前或骨盆内。尿路造影则会显示肾影呈盘形，肾盂肾盏旋转不良，输尿管行径反常。B超及CT检查显示两肾呈盘形融合的畸形影像。还有极少的"乙状肾"，是一侧肾上极与对侧肾下极相融合形成的异常肾脏，可在腹部触及肿块。尿路造影显示肾影呈"乙"字形，两肾长轴平行，肾盂肾盏旋转反常，肾盂饱满。B超和CT检查显示两侧肾脏呈"乙"字形融合的畸形影像。

肾脏有哪些功能？

肾脏虽俗称"腰子"，但在我们医学上，"肾"和"腰"可不是一回事。通常所说的腰是指腰部肌肉、腰椎等，这属于骨科范畴，所以我们老百姓常常说的腰不好，其实是腰部脊椎、肌肉、神经等出了问题，而不是我们西医里真正的"肾"有问题。我们人体的一对肾脏，是位于腹膜后、腰部肌肉前方的一对棕红色实质性器官，形似"蚕豆"。肾脏在我们人体的整个系统里，虽然体积不大，但它的功能却很强大，并且是其他器官无法替代的。肾脏就像污水处理厂，人喝进的水，通过肾小球滤过和肾小管的选择性重吸收和分泌功能，生成尿液，并通过尿液把体内代谢的终产物、过剩物质、药物、毒物等排出体外。肾脏还通过肾小管细胞中的碳酸酐酶高效地催化二氧化碳和水合成碳酸，由碳酸解离出来的碳酸氢根被回收到血浆中，而氢离子则通过H^+-Na^+交换分泌到肾小球滤液中，从而调节体内水、电解质、渗透压和酸碱平衡。此外，肾脏还是个内分泌器官，分泌肾素、激肽释放酶、前列腺素等，并通过调节细胞外液量等发挥调节血压的作用。这也就是为什么肾功能不好的人，往往都伴有高血压；反过来说，高血压患者，也要看看有没有肾功能受损的问题。肾脏在造血过程中起到调节阀的作用，通过分泌促红细胞生成素，影响红细胞的生成，虽然肾脏不直接造血，但没有肾脏产生的促红细胞生成素这个指挥官，骨髓不能主动造血。所以肾功能衰竭的人都是面色灰暗。肾脏还通过将维生素D前体转化为具有最大活性的1，25-二羟维生素D_3形式，影响钙代谢，特别是影响钙的吸收，这也是肾功能衰竭的人为什么容易骨质疏松、容易缺钙的原因。

在祖国医学里，对肾的认识、内涵比西医范畴的"肾"要广泛的多。中医认为肾在人体是一个极其重要而又有多种功能的脏器；内藏元阴元阳

（肾之阴阳的别称），为水火之宅，是先天之本，生命之根。先天之本是指人立身之本，"人始生，先成精"，而肾藏精，故肾为先天之本。元阴是指阴精，元阳是指元气，元阴元阳在人的生命活动中——从孕育成形到发育壮大过程中起着决定性作用。肾藏精，主生长发育：肾主藏精，以气为用，关系着人的生长发育。肾气盛衰直接关系到人的生长发育，乃至衰老的全过程，也关系着人的生殖能力。在整个生命过程中，正是由于肾中精气的盛衰变化，而呈现出生、长、壮、老、已的不同生理状态。人从幼年开始，肾精逐渐充盛。到了青壮年，肾精进一步充盛，乃至达到极点，体壮实，筋骨强健。而待到老年，肾精衰退，形体也逐渐衰老，全身筋骨运动不灵活，齿摇发脱，呈现出老态龙钟之相。打个比方，假使人是棵大树的话，肾就像大树的树根一样，根深方能叶茂，同样道理，肾好身体才好。因此中医里所说的"肾"与西医里的肾脏差别很大，切不可把两者混淆，以免闹出笑话来。也要切记肾脏疾病后不可盲目的所谓"补肾"，以免弄巧成拙。

如何评价肾脏功能？

肾脏功能如此复杂，那我们如何评价肾脏功能？需要采用哪些检查手段来评价肾功能？主要通过四个方面的检查来了解肾脏的功能，分别是尿液检查、血液学检查、影像学检查和病理学检查。

尿液检查包括尿液常规检查、尿相差显微镜检测、尿蛋白定量检测、尿液成分的定量检测等。尿常规即所谓的化检"小便"，包括观察尿液的颜色、透明度等外观，简单的理化检查如pH值、比重，尿液沉渣做显微镜检测如红细胞、白细胞、管型和结晶，生化检查如蛋白质、葡萄糖、亚硝酸盐、胆红素、尿胆原等。尿常规检查简单方便，为早期发现和诊断肾脏疾病提供了丰富的信息，但是其中的指标多为定性结果，常常需要更敏感、更精确的检查进一步帮助确诊。尿常规检查需要留取清洁、新鲜尿液。尿液污染、放置时间过长、留尿前饮水太多等会影响检查结果。

尿相差显微镜检测常用来观察尿中红细胞形态，棘型红细胞>5%或异形多变型红细胞>70%可判断为肾小球源性血尿，提示肾小球疾病。

尿蛋白定量测定以了解尿里蛋白的总量是否超标并且主要是什么蛋白。尿总蛋白定量测定有两种方法，一种是检测24小时尿总蛋白的排泄率，如>150mg/24h即可诊断为蛋白尿；<1.5g/24h为少量蛋白尿；1.5~3.5g/24h为中等量蛋白尿；>3.5g/24h为大量蛋白尿。另外也可以采用随机尿检测总蛋白/肌酐的比值，来了解肾功能，正常尿蛋白/肌酐比值<200mg/g；>200mg/g时即为临床蛋白尿。这两种方法各有优缺点，留取24小时尿费时繁琐，尿液不易留全，并且要尿液防腐；而随机尿的检测则容易受体位和运动等影响。因此在选择检测方法和判断结果时需综合考虑。

尿白蛋白检测，也包括24小时尿白蛋白总量和随机尿白蛋白/肌酐比值两种方法，在糖尿病等疾病导致的肾脏功能损伤时，尿白蛋白排泄率升高远早于尿总蛋白排泄率的升高。正常尿白蛋白/肌酐比值<30mg/g；30~300mg/g为微量白蛋白尿；当>300mg/g时即为白蛋白尿。

此外，还可以检测尿转铁蛋白和IgG，可反应肾小球性蛋白尿的选择性；通过检测 β_2 微球蛋白，反应近端肾小管重吸收功能；通过检测 κ 或 λ 轻链有助于异常球蛋白血症的诊断。

检测24小时尿电解质、尿素氮和尿酸等对很多疾病的诊断和治疗有重要意义。如尿钠检测有助于了解钠盐的摄入情况，帮助指导患者控制钠盐摄入量。尿钾检测有助于肾小管酸中毒和低钾血症的诊断，并指导治疗。通过尿尿素的检测可计算患者蛋白质的摄入量，帮助患者判断营养状态。尿尿酸检测对高尿酸血症和痛风的诊断及治疗有重要意义。尿草酸和枸橼酸检测有助于肾结石的分类。

以上是通过检测尿液来反应肾脏的功能，平时我们还常常通过抽血化验来进一步了解肾脏的功能，如抽血检测血清肌酐水平，血清肌酐水平能反应肾小球滤过功能，但敏感性较低，不能反映早期肾功能减退，一般在肾小球滤过功能减退至正常的50%时血清肌酐才开始升高。同时，血清肌酐水平还受性别、年龄、肌肉量、蛋白摄入量等因素影响较大，而服用有些药物也可使尿肌酐排泄减少，导致血肌酐升高。因此，目前更推荐根据血清肌酐来推算得出的 eGFR（估算肾小球滤过率）。

如何根据血清肌酐计算得出 eGFR 呢？目前有 MDRD 公式、Cockcroft-Gault 公式和慢性肾脏病流行病学合作研究（CKD-EPI）公式等。CKD-EPI 公式（表1-1）是目前推荐评估肾功能较为精确的方法。

表1-1　CKD-EPI公式

性别	血清肌酐水平 μmol（mg/dl）	公式
女性	≤62（≤0.7）	$GFR=144 \times (SCr/0.7)^{-0.329} \times 0.993^{年龄}$
	>62（>0.7）	$GFR=144 \times (SCr/0.7)^{-1.209} \times 0.993^{年龄}$
男性	≤80（≤0.9）	$GFR=144 \times (SCr/0.7)^{-0.411} \times 0.993^{年龄}$
	>80（>0.9）	$GFR=144 \times (SCr/0.7)^{-1.209} \times 0.993^{年龄}$

MDRD公式：

$$GFR=170 \times SCr^{-0.999} \times 年龄^{-0.176} \times 血清尿素氮^{-0.170} \times 血清白蛋白^{0.318} \times 0.762$$
（女性）

MDRD简化公式：

$$GFR=186 \times SCr^{-1.154} \times 年龄^{-0.203} \times 0.742（女性）$$

Cockcroft-Gault公式：最简单的公式

$$GFR=CGC1 \times 体表面积/1.73m^2$$

$$CGC1=[（140-年龄）\times 体重（kg）] \times 0.85（女性）/SCr \times 72$$

内生肌酐清除率是由血清肌酐浓度和24小时尿肌酐排泄量计算得到。由于尿肌酐尚有部分来自肾小管分泌，故内生肌酐清除率高于 GFR，但在血液透析和腹膜透析等接受肾脏替代治疗的患者，残余肾功能的检测仍然需要测定内生肌酐清除率。菊糖清除率既往是肾小球滤过率测定的金标准，但是因为操作繁琐等原因无法在临床上常规使用。目前临床上主要用同位素测定 GFR，其准确率接近菊糖清除率，可用的同位素标记物有 [99m] 锝等。

以上几种测定肾小球滤过率的方法按照准确性由高到低依次为菊糖清

除率、同位素方法、肌酐清除率、eGFR和血肌酐。

随着影像学技术和设备的飞速发展，影像学检查在肾脏功能的评估中越来越重要。超声波检查、X线平片、静脉肾盂造影、CT和磁共振等对肾脏疾病的诊断和鉴别诊断有重要的意义，可以根据患者的实际情况选择某一种或多种影像学检查方法。其中超声波检查具有方便、无创、准确和相对便宜的优点，可以提供关于泌尿系梗阻、肾脏大小、肾实质回声、占位等可靠信息，常常作为筛查的首选方法。超声检查能鉴别实性和液性病变，能确诊单纯性囊肿。单纯性囊肿的超声诊断标准已经明确，包括光滑的囊壁、内部圆形或椭圆形的无回声区以及伴有强声影的透声特征。在诊断复杂的肾囊肿时，重要的超声特征包括囊壁的厚度和形态、分隔的厚度和数量、是否存在钙化、囊液的密度以及是否存在实性成分。对于按照严格的超声诊断标准不能明确的单纯性囊肿，应该通过CT/磁共振进一步诊断。CT、磁共振因其准确度高、创伤小、信息量大等优点，在临床上的应用越来越广泛，尤其是对肾脏肿瘤的诊断、鉴别诊断上，CT、磁共振具有明显优势。精细的肾脏CT扫描仍然是最重要的影像学检查，可以描述肾脏肿物的特征，平扫和增强CT都是必要的，以充分利用肾实质肿瘤血供高度丰富和对比度增强的特征进行充分的评估。任何肾肿瘤，如果增强后其强化超过15HU则应该考虑肾细胞癌。CT呈负值（<-20HU）的实性病变提示含有脂肪成分，可以诊断为血管平滑肌脂肪瘤（AML）。将近10%的肾实质性肿瘤通过CT检查仍无法确诊，需要通过磁共振、超声造影等甚至肾穿刺活检、手术探查其他手段来确诊。磁共振对因严重肾功能不全或严重过敏而不能使用碘剂的患者非常有用。此外，有时为了明确肾脏的病因、确定肾脏肿瘤的性质，需要进行肾脏穿刺活检。这是一种有创伤的检查方法，传统的细针抽吸或者活检在诊断肾肿瘤方面有其局限性，其主要适应证是肾脓肿或者感染的囊肿，以及用来鉴别肿瘤是肾细胞癌还是肾转移癌或肾淋巴瘤。但最近随着与分子生物学分析相结合后，细针抽吸或组织活检的作用越来越被重视。此外，肾穿刺活检在肾内科中的应用较为广泛，它对肾脏内科疾病的诊断、病情评估、判断预后、指导治疗非常有价值。

常见的肾脏良性肿瘤有哪些？

肾脏良性肿瘤可以起源于肾脏的任何组织，包括肾小管、平滑肌、脂肪、血管及肾包膜等。这些肿瘤在临床表现上没有恶性生物学行为，多因肿瘤体积增大引起临床症状或者出血而就诊。肾脏良性肿瘤在临床上很常见，包括肾脏良性囊肿、肾脏腺瘤、肾脏嗜酸细胞瘤、肾脏血管平滑肌脂肪瘤、平滑肌瘤、肾素瘤（肾球旁细胞瘤）、后肾组织腺瘤、肾脏上皮间质混合性肿瘤、囊性肾瘤等。其中单纯性肾囊肿和血管平滑肌脂肪瘤这两种良性肿瘤在临床上最为常见。

肾脏良性肿瘤在临床上往往无症状，大多在超声或CT等检查时被偶然发现，因肾脏良性肿瘤在影像学上都具有特征性表现，比较容易诊断。此外，在怀疑为肾癌的肿瘤中大约有10%最终证实为良性。近些年，由于B超和CT在无症状人群中的广泛应用，肾脏小肿瘤的发现比例不断增加，随之肾脏良性肿瘤的发现几率也有所增高。虽然可以通过临床表现和影像学检查将其与恶性肿瘤相鉴别，但是在某些情况下是很困难的。一些良性肿瘤也有显著的临床表现，比如较大肿瘤引起的腰痛，或是破裂出血引起休克危及生命。女性患良性肿瘤的可能性比较高，具体原因不明。此外，肾脏良性肿瘤还要和肾脏炎症、血管畸形等相鉴别。下面就临床上常见的肾脏良性肿瘤一一介绍：

肾脏腺瘤：是发生于肾皮质的良性小肿瘤，尸检发生率为7%~23%。绝大多数为实性，位于肾包膜下，25%为多中心病变。几乎所有的肾脏腺瘤都没有临床症状，而且由于肿瘤体积大多<1cm，致使影像学检查很难发现。近期，一项大规模超声筛查肾肿瘤的研究结果显示在40000例无症状成人中肾脏腺瘤的发生率低于1%，男：女＝3：1，稍高于RCC男女患病比例，发病与吸烟有一定关联。肾脏腺瘤发病率随年龄增长有所增加，在von Hippel-Lindau综合征以及终末期肾衰获得性囊性肾病患者中更常见。另一组尸检报告显示，在43例血液透析的肾肿瘤患者有25%为良性乳头型腺瘤。

腺瘤与肾细胞癌在组织学上有很多相似性，提示两者可能为同一病理起源，另有学者认为许多腺瘤可能为初期的肾细胞癌。因此许多病理学家认为无论是光镜病理、超微结构还是免疫组化都无法将两者区分开来。腺瘤的乳头型病变与乳头型肾细胞癌在细胞形态上非常相似，目前还没有分子遗传学或组织学特征来帮助确定肾脏皮质小肿瘤的恶性潜能。

目前，肾脏腺瘤的诊断还存在争议，许多学者认为所有的肾脏实质上皮性肿瘤都具有潜在恶性可能。因此对于所有临床和影像学证实为肾脏肿瘤的病例，进行手术探查是有必要的。

肾脏嗜酸细胞瘤：占所有肾脏实质肿瘤的3%~7%，通常为单一病灶，双侧或多病灶病变发生率为3%~14%。近些年，肾嗜酸细胞瘤大多数（58%~83%）为偶然发现，与肾细胞癌情况相似；男：女＝2~3：1，发病高峰年龄与肾细胞癌相似，也为40~60岁。大多数嗜酸细胞瘤为散发病例，但也有明确家族性聚集发病现象。散发或家族性发病的分子遗传学基础还没有明确。

绝大多数嗜酸细胞瘤不能通过临床或影像学方法与肾癌进行鉴别。两者在发病年龄、性别和临床症状上都没有明显差异。嗜酸细胞瘤在CT上可以表现为具有中央星状瘢痕，在血管造影上可以表现为轮辐状血管结构，对诊断有一定提示意义。在磁共振影像上嗜酸细胞瘤表现为均质低信号肿瘤，而典型肾癌则为中至高信号不均质肿瘤。但上述特征只能提示而不能确定嗜酸细胞瘤诊断。穿刺活检对术前诊断具有一定意义。但嗜酸细胞瘤和肾嫌色细胞癌在组织学上的相似性使病理判断难度很大。此外，嗜酸细胞瘤和肾癌也可以在同一病灶中或者同一肾脏中共存，报告两者共存的病例占7%~32%。

因为术前很难明确嗜酸细胞瘤的诊断，绝大多数学者强调应该根据肿瘤的具体情况，积极行肾切除或肾部分切除手术。但如果术前考虑为嗜酸细胞瘤，且肿瘤大小及生长部位适宜，可以选择保留肾的手术或者射频消融术。基于嗜酸细胞瘤的良性病程、多中心、双侧病变机会大以及复发率高（4%~13%）的特性，对家族性嗜酸细胞瘤患者选择保留肾单位手术尤其重要，因为此类患者多为多病灶和双侧病变。

肾脏血管平滑肌脂肪瘤（Angiomyolipoma，AML）：俗称"肾脏错构瘤"，是由不同数量的成熟脂肪、平滑肌以及厚壁血管组织（认为起源于血管周围的上皮样细胞）组成，男：女＝1∶4。此病女性多发，且青春期前极为少见，因此推测 AML 发病可能受激素水平影响，且其生长具有激素依赖性。散发性 AML 患者的年龄多为45~55岁。国外报道20％的 AML 患者伴有结节性硬化（Tuberous sclerosis，TS），而 TS 患者中近50％（外显率不完全）会发生肾脏 AML。伴有 TS 的 AML 患者发病年龄偏轻（25~35岁），男女发病率无明显差异，但更易为双侧病变且具有临床症状。

AML 大多数是在出现症状后才被诊断，而 AML 约有多达10％的患者会发生严重的且令人生畏的并发症。常见的症状和体征包括腰部疼痛、血尿、可触及的肿块和低血容量性休克，如果 AML 突然出现腹膜后大出血所导致的低血容量性休克没有被及时发现并接受恰当的治疗，很有可能会危及生命。AML 还可能出现贫血和高血压、肾功能受损等。目前，随着常规体检的普及，超过50％的 AML 是在对各种非特异症状进行的大量腹部超声检查中被无意发现的。

绝大多数人是通过许多与 AML 相关的特异性影像学特点而得到确诊。CT 扫描成为目前最有效和最可靠的诊断手段。当 CT 在肾病变中扫描到即使极少量脂肪组织时（CT 值小于 –20HU），实际上基本就可以排除肾癌，而考虑为 AML。当然，并不是所有的 AML 患者 CT 检查都有脂肪的成分，约14％的 AML 患者 CT 不能发现脂肪组织，这可能是由于成熟的脂肪组织比例少所致，因此不能获得确诊。对不典型的 AML 应积极处理，因为很有可能是肾癌而不是 AML。超声检查对 AML 有独特的表现，常常表现为边界清楚、后伴有声影的高回声病变，但不能仅仅凭超声的表现而诊断 AML。当有声影时多提示为 AML，肾癌多为低回声，且很少伴声影。超声为强回声以及血管造影显示动脉瘤样扩张对 AML 诊断也很有意义，但可信度不及 CT 和 MRI。

虽然普遍认为 AML 是良性肿瘤，但也有肾外 AML 发生的可能，甚至会出现下腔静脉瘤栓的可能，这被认为是多中心起源而非转移。

平滑肌瘤： 肾脏平滑肌瘤临床病例很少，但在尸检报告中其发生率却高达4.2%~5.2%。尸检报告中肾脏平滑肌瘤的体积通常较小（<2cm），经常为多病灶，且多局限于肾皮质。但有时肾脏平滑肌瘤也可以长至很大，产生临床症状，多表现为腹部肿块和/或腰腹部疼痛。镜下血尿见于20%病例。随着影像学的发展，肾脏平滑肌瘤的诊断病例逐渐增多，多为小体积肿瘤，在肾脏良性肿瘤中所占的比例有逐渐增高趋势。大体上，肾脏平滑肌瘤切面呈编织状排列，黄棕色，具有完整包膜，境界清晰。73%的肿瘤为实性，17%肿瘤伴出血，不规则钙化见于20%病例。肾脏平滑肌瘤可以发生于肾脏任何含有平滑肌组织的部位，但临床上最常见的部位为肾包膜（经常认为是肾包膜肿瘤），也有少部分发生于肾盂和血管（如肾静脉）的病例。肾脏平滑肌瘤可以表现为囊性、实性或囊实性，在临床表现和影像学检查上都无特异性，不易与平滑肌肉瘤或肾细胞癌相鉴别。静脉肾盂造影对诊断帮助不大；B超也仅能判断肿瘤大小、囊性或实性，不能与肾脏其他肿瘤鉴别；动脉造影既可以表现为少血管也可以表现为多血管；CT诊断价值相对较大，多表现为软组织密度实性肿瘤，有中度强化。可有下列特征：①病变与周围组织界限清楚；②没有肾外浸润或转移表现；③病变位于肾包膜、肾包膜下或肾盂。肾脏平滑肌瘤术前很难作出正确诊断，最终确诊需要病理结果。因此手术是治疗和诊断的唯一方法，根据肿瘤的大小和生长部位选择适宜的手术方式。对于体积较小，界限清楚的肿瘤应尽量行保留肾脏手术。如肿瘤体积大，或不能排除恶性可能者，应行根治性肾切除。肾脏平滑肌瘤为良性肿瘤，手术切除后预后良好。

肾素瘤（肾球旁细胞瘤）： 又称球旁细胞瘤，是一种分泌肾素导致血压升高的良性肿瘤。目前认为肾素瘤起源于肾小球旁器的血管组织的血管外皮细胞，故又称血管外皮细胞瘤。绝大多数肾素瘤体积小于4cm，但也有肿瘤直径达9cm的报告。肾素瘤绝大多数为实性，包膜完整。其B超表现为实性软组织肿瘤；CT平扫与肾实质密度相近。肾素瘤最常见的症状为高血压、头痛、多饮、多尿、夜尿以及神经肌肉症状。内分泌及生化检查包括血浆肾素、醛固酮水平升高以及血钾降低。对于血浆肾素活性明显增高的高血压患者，如果排除肾动脉狭窄，就应该考虑肾素瘤的诊断。因迄今为止，肾素瘤通过肾切除或肾部分切除后还没有局部复发或转移的报告。绝大多数患者通过手术切除肾素瘤可以治愈高血压，但有近10%患者在手术后其血压仍然偏高，可能与长期高血压导致肾脏血管的慢性改变有关。

后肾组织腺瘤（Metanephric adenoma，MA）：是一种非常罕见的肾脏肿瘤，属于后肾源性肿瘤，其组织来源多认为是后肾胚芽成分，与肾胚的残留、Wilms瘤有一定的相关性。并认为与乳头状肾癌和腺癌等的发生有关。

MA多发生于40~60岁女性，大多数患者无明显症状及体征，50%的病例为偶然发现，约10%的患者可伴有红细胞增多症，可表现为腰腹部疼痛、血尿、肿块及间歇性发热等，可伴有遗传性假性血友病相关症状。MA肿块大小不一，直径多为30~60mm。超声检查多为界清、类圆形、低或高回声的实性肿块，可有液性暗区及周围低回声环，囊肿样表现者罕见。CT平扫肿瘤边缘清晰，相对周围肾脏实质多为低密度、等密度或均匀性高密度，可有斑片状出血、坏死囊变区及点状钙化，增强后实质部分多无或轻度强化，还可有延迟增强表现。磁共振T1WI多呈低信号，T2WI低或稍高信号。大多数MA经单纯肿块切除术后即可治愈。文献中有转移到骨和淋巴结的报道，因此手术切除后应行长期影像学监测和随访。临床若遇到肾脏肿块并伴有红细胞增多症及相对典型的CT表现，应想到MA可能。

MA是一种相对良性的肿瘤。预后较好。但在临床工作中，因为该肿瘤难以与恶性肿瘤鉴别，故多行根治性肾脏切除，而在术后病理得到确诊。大多数观点认为该肿瘤经随访无复发及转移，预后良好。但也有文献报道存在局部转移的病例。因此，MA并不能完全认为是良性病变，应长期密切随访。

囊性肾瘤：为一种发生于肾脏的复杂性囊性病变，曾称为多房性囊性肾瘤，手术前属于典型的Bosniak Ⅲ型囊肿范畴，但其具有特征性组织学类型，临床表现为良性病程。年龄分布为双峰，第1个发病高峰年龄为2~3岁，第2个发病高峰见于50~70岁。在儿童中，囊性肾瘤多见于男性，而在成人中则女性患者多见。绝大多数患儿以无痛性腹部包块就诊，而成人多以腹部疼痛或血尿就诊。绝大多数囊性肾瘤为散发性，单一病灶，单侧发病。病变通常境界清晰，包膜完整，经常占据肾脏某一极。囊腔内衬为扁平或立方上皮。

影像学检查对囊性肾瘤具有一定诊断提示意义。CT扫描上所有的囊性肾瘤都为多房性，而且绝大多数属于Bosniak Ⅲ型或Ⅳ囊肿。虽然囊性肾瘤在血管造影上表现为少血管或无血管病变，但CT或MRI增强扫描上其纤维间隔有强化表现并不少见。有报告显示弧形钙化或者病变突入肾盂引起集合系统梗阻提示囊性肾瘤可能，但最终还需病理来证实。

不论临床表现还是影像学检查都很难将囊性肾瘤与成人囊性RCC或儿童囊性"Wilms"瘤鉴别开，因此绝大多数患者都接受外科手术治疗，根治性肾切除术为最经典手术方式。近些年来保留肾单位的手术方式有逐渐增多的趋势，特别是对于术前已经考虑可能为囊性肾瘤诊断的患者更有优势。Castillo报告的29例囊性肾瘤中有24例接受了肾脏部分切除术，平均随访39个月，没有局部复发的病例，进一步证实囊性肾瘤为良性病变。对于儿童病例，因为不能与该年龄段最常见的囊性"Wilms"瘤鉴别，绝大多数患儿都接受了根治性肾切除术。

肾脏上皮间质混合性肿瘤（Mixed epithelial and stromal tumor of the kidney，MESTK）：被认为是一种良性肾肿瘤，该肿瘤的各种特征受到广泛关注。顾名思义，MESTK含有上皮和间质两种成分，可以为实性或者囊性。间质成分为梭形细胞，排列成瘢痕样纤维组织，或者呈编织样，类似平滑肌瘤；上皮成分分布于梭形细胞之间，偶尔有嗜碱细胞排列成大囊泡样结构。梭形细胞免疫组化染色表现为结蛋白和平滑肌肌动蛋白强阳性。据悉，以前报告的成人中胚层肾瘤和囊性错构瘤现在看来实际上大都为MESTK。MESTK主要发生于围绝经期女性。近期对11例MESTK进行研究显示，MESTK缺乏中胚层肾瘤的典型遗传学改变；临床观察结果显示中胚层肾瘤几乎都发生于婴幼儿，而且没有女性发病率高的现象，提示MESTK可能与中胚层肾瘤并无关联。因此"成人中胚层肾瘤"的名称可能要被废弃。目前，需要进一步研究阐明MESTK的组织细胞来源和分子遗传学特征。

需要强调的是，绝大多数MESTK患者都为女性，而且很大一部分患者都接受了雌激素治疗。Adsay的报告中唯一的1例男性患者也在接受长期的GnRH激动剂和己烯雌酚治疗。此外，免疫组化结果显示许多MESTK都表达雌激素和/或孕激素受体。上述结果提示体内激素水平在MESTK的发病机制中起着非常重要的作用。Adsay报告MESTK的发病年龄范围为31~71岁，平均为56岁。在12例患者中有6例以疼痛、血尿或感染症状就诊，其余患者为偶发病例。所有12例患者都接受了根治性肾切除术，平均随访49个月后没有肿瘤复发病例。其他文献报告也支持MESTK为良性肿瘤。

其他肾脏良性肿瘤：起源于肾实质的其他良性肿瘤包括纤维瘤、淋巴管瘤以及脂肪瘤等。肾脏纤维瘤又称为肾髓质间质细胞瘤，表现为发生于肾髓质的结节性肿瘤，体积较小，境界清晰。肿瘤起源于肾脏髓质的间质细胞，该种细胞中含有调节血压的血管活性物质，但与肾素瘤又有本质区别。肾脏纤维瘤在尸检中的发病率很高，文献报告可达26.8%，但仅有很少具有临床意义的病例报告。绝大多数病例以血尿或者在静脉肾盂造影、逆行造影时发现充盈缺损而就诊。肾脏淋巴管瘤为一种良性囊肿性肿瘤，囊腔内衬扁平上皮，腔内为液性成分。淋巴管瘤表面可以呈蜂窝状，囊肿大小从0.1~1.5cm不等。一项20例肾脏淋巴管瘤综述显示，发病平均年龄为34岁，女性多见，其中6例为儿童。临床症状包括腰部包块、血尿、肾区钝痛或肾绞痛。B超、CT和MRI表现都为非特异性，对诊断帮助不大。治疗通常为根治性肾切除，确诊需对手术标本进行病理分析。肾脏脂肪瘤非常少见，偶尔可以长至很大体积引发疼痛或血尿症状。在CT扫描上很难将脂肪瘤与脂肪肉瘤或AML区分开，确诊也需手术切除后病理分析。

肾脏良性肿瘤临床并不少见，单纯性肾囊肿、轻度复杂性囊肿以及血管平滑肌脂肪瘤可以通过影像学检查明确诊断，而且大多数仅需随访观察；嗜酸细胞瘤和囊性肾瘤在术前很难与肾癌鉴别开，需病理分析才能确定诊断；肾脏腺瘤还有争议，不易确定其恶性潜能；有多种肾脏良性肿瘤类型多发于女性，因此对于以肾脏肿瘤就诊的年轻女性（<45岁）患者，应该加

以注意。期望通过肾脏抽吸或穿刺活检将良性肿瘤与RCC鉴别的方法并不可靠，但随着各种肾脏肿瘤分子遗传学特征的进一步明确，穿刺活检的诊断价值将会不断改善。

常见的肾脏恶性肿瘤有哪些？

肾脏的恶性肿瘤包括肾癌（又名肾细胞癌、肾腺癌等）、肾盂癌、肾母细胞瘤、肉瘤，以及继发于其他脏器肿瘤（如肺癌）的转移癌。值得一提的是，在缺乏病理学证据的情况下，仅靠临床表现和影像学检查的肾脏肿瘤并不能进行明确的良恶性鉴别，任何肾实质肿瘤在病理组织学检查以前都应该被看作是恶性肿瘤。肾脏肿瘤大多数是恶性肿瘤，良性肿瘤相对少见，因此肾脏一旦长了肿瘤，首先考虑恶性。而肾脏恶性肿瘤中肾癌占的比例最高，约占80%~90%，其占成人恶性肿瘤的2%~3%，发病年龄多见于60~70岁，男女比例约为3：2，多数肾癌是散发的，没有家族性和遗传性，按照美国国立癌症研究所的数据显示仅仅4%的肾癌具有家族遗传性。肾癌根据病理切片结果又分为不同类型，其中肾脏透明细胞癌最为常见，约占60%~85%，肾乳头状腺癌占7%~14%，而嫌色细胞癌、集合管癌等其他类型肾癌发病率较低。肾脏恶性肿瘤除了最常见的肾细胞癌以外，还有肾肉瘤、肾淋巴瘤、转移性肿瘤以及其他肾恶性肿瘤。其他肾恶性肿瘤包括类癌、成人Wilms瘤、原始神经外胚层瘤（PNET）和小细胞癌，这些肿瘤均相对少见，但是均有特异的肿瘤生物学特性。

下面就除肾癌外常见的肾脏恶性肿瘤做一简单介绍：

肾肉瘤：在成人所有肾恶性肿瘤中，肉瘤占1%~2%，50~60岁为发病高峰年龄。其死亡率较其他泌尿生殖系肉瘤高。肾肉瘤与肉瘤样肾癌从临床表现、X线所见甚至某些病理上都很难区分。成人肾肉瘤的常见症状和体征包括可触及的肿块、腹部或肋腰部疼痛及血尿等，与许多快速生长的巨大肾癌类似。腹部CT扫描的典型表现是包裹于或从肾长出的巨大软组织肿块，这一表现与许多肉瘤样肾癌类似。肾肉瘤具有一些区别于肾癌的某些特殊表现，包括肿瘤起源于肾包膜或肾窦区域，肿瘤体积巨大而没有淋巴结转移，含有脂肪成分或骨成分时提示为脂肪肉瘤或骨肉瘤，血管造影显示为少血供肿瘤，出现上述任何一种情况以及肾肿块体积巨大或快速生长时都应怀疑肾肉瘤可能。平滑肌肉瘤是肾肉瘤最常见的组织学亚型，占肾肉瘤的50%~60%，肿瘤起源于肾包膜或肾周其他组织的平滑肌细胞。临床上都表现为挤压肾实质，而不是侵入其中。肾平滑肌肉瘤的特征是生长迅速，转移率高以及局部和全身的复发率高等。

肉瘤的治疗对多数患者来说，初次的手术切除很关键，因为这是患者得以长期治愈的最好机会。常常采用连同毗邻器官全部切除的根治性肾切除术。对肾肉瘤的辅助治疗方案的作用不明确，对身体状况比较好的患者，可以考虑包括化疗在内的全身综合治疗。

肾淋巴瘤与白血病：血液系统恶性肿瘤累及肾脏比较常见，在恶性血液系统肿瘤患者的尸检中约有34%的发生率。但临床实践中很少被发现。这是因为通常症状隐匿，但可能发生血尿、腰痛或进行性肾功能衰竭。发热、体重减轻和疲乏等淋巴瘤症候群很常见。

白血病累及肾脏在儿童更常见，其典型的表现为弥漫性浸润，而且常在系统性疾病的晚期出现。如怀疑是淋巴瘤或白血病侵犯肾脏，应考虑经皮穿刺活检以获得病理诊断。如果确诊为淋巴瘤或白血病，应予以保留肾脏手术，按照淋巴瘤或白血病行化疗。

转移性肿瘤：转移性肿瘤是肾脏最常见的恶性肿瘤，在数量上远远多于肾原发肿瘤。肾脏是最常发生转移的器官之一，肾高速血流和丰富的血供为癌细胞的沉积和生长提供了肥沃的土壤。几乎所有的肾转移性肿瘤都是通过血液途径转移形成的。肺癌转移至肾脏最常见，其次是胃肠道肿瘤、乳腺癌等。典型的转移性肿瘤无明显的临床症状，少数可出现血尿、腰痛等。CT是肾转移性肿瘤的主要诊断手段，其典型表现是等密度肿块，可有中等程度增强。治疗以原发病的处理和全身治疗为主，只有在无法控制的肾出血等一些不得已情况下才考虑肾切除术。

儿童肾脏会长肿瘤吗?

儿童肾脏也和成年人一样会长肿瘤,并且儿童肾脏一旦长肿瘤首先要排除是不是长了一种叫"Wilms瘤"的恶性肿瘤。Wilms瘤又叫肾母细胞瘤,它是儿童最常见的原发性恶性肿瘤,它是一种胚胎性肿瘤,是由不成熟肾脏的残余发展而来,尽管大多数预后良好,但是对一部分高危组亚群患儿需要更有效的治疗。

小于15岁的儿童Wilms瘤的年发病率是7~10/100万,占所有儿童期肿瘤的6%~7%。Wilms瘤平均发病年龄3.5岁,超过80%发生于5岁以下的儿童。然而稍大的儿童甚至成年人也会发生Wilms瘤。男孩和女孩的发病率接近,只是在男孩Wilms瘤的发病年龄比较早。儿童Wilms瘤常常还与泌尿生殖系统的生长发育异常相伴发,如尿道下裂、隐睾症、假两性畸形、马蹄肾、虹膜缺失、器官过度生长(如巨舌症、巨肝症、巨肾症)或者身体部位发展不平衡(如偏侧肥大)等。肾母细胞瘤最常见的表现是患儿家长在给孩子洗澡时无意发现小孩的腹部膨大并摸到肿块而去医院就诊,有时患儿出现小便带血、肚子疼痛而去医院就诊时进一步检查发现肾脏长了肿瘤。还有些患儿是因为出现不明原因的发热而到医院全面检查时发现的。此外,有些患儿是出现高血压、气促、先天畸形等全身表现时,肾脏体检或影像学检查而发现的。

此外,儿童肾脏还会发生一些十分少见的肿瘤,如先天性中胚层肾瘤、肾透明细胞肉瘤、肾横纹肌样肉瘤以及最好发于成人的肾细胞癌等。当然,儿童也会生长一些良性肿瘤,包括肾血管平滑肌脂肪瘤、多房囊性肾瘤等。

先天性中胚层肾瘤是婴儿中最常见的肾脏肿瘤,平均发病年龄为2个月。肉眼发现先天性中胚层肾瘤的质地非常硬,切缘可见淡黄色的小梁,类似于平滑肌肉瘤。它的最大特点是手术根治能取得很好的效果。肿瘤可侵入肾门和肾实质组织,因此完整手术切除很重要。另外,先天性中胚层肾瘤不能手术或手术后复发的患儿对化疗都很敏感。

肾透明细胞肉瘤,其发病率在儿童肾脏肿瘤中仅次于肾母细胞瘤,在病理上很难与肾母细胞瘤、先天性中胚层肾瘤等鉴别，但肾透明细胞肉瘤的复发率明显高于预后良好型的肾母细胞瘤，除肺部转移外，骨、脑、软组织等转移也多见。

儿童肾细胞癌较成人少见，并且男孩多发。腹部包块是最常见的症状，而血尿症状较肾母细胞瘤多见。影像学检查无法将肾细胞癌与其他肾实质性肿瘤相鉴别。完整的肿瘤切除是治疗肾细胞癌的主要方法，儿童肾细胞癌与成人一样，对化疗和放疗均不敏感。

肾横纹肌样肉瘤是高度恶性的肾脏肿瘤，发病年龄较小，主要发生于婴幼儿及学龄前儿童，一般为3个月至4岁，近年来也有成人肾横纹肌样肉瘤。该肿瘤命名为肾横纹肌样瘤，是因为肿瘤组织学表现与横纹肌肉瘤相似，但其并非是肌源性。具有高侵袭性，易于复发和转移，预后极差。

肾脏血管平滑肌脂肪瘤在儿童罕见，它的发病与结节性硬化症密切相关，并在结节性硬化症患者中表现为双侧发病。随着年龄的增长，肾血管平滑肌脂肪瘤的发病率越来越高，超声检查发现肾脏血管平滑肌脂肪瘤的平均年龄在7.2岁，其中女孩的病变可能更大。直径>4cm的病变多发生于青春期后，青春期后需要每年行超声检查，以密切监测病变的进展情况。病变正在进展的患儿，对可能出现出血症状之前进行栓塞或肾部分切除术治疗。

病因篇

肾脏为什么会长肿瘤？有哪些诱发因素？

到目前为止，肾癌的病因还不清楚，可能与很多因素有关。传统认为肾癌来源于肾脏的近曲小管，这对绝大多数肾透明细胞癌和乳头状癌可能是正确的。然而，最新的研究资料显示，肾癌的一些少见的组织亚型如嫌色细胞癌和集合管癌可能来源于肾单位的远端组织结构。目前肾癌唯一公认的环境危险因素是烟草，但其相对于肺癌、膀胱癌等的危险度并不很高，约为1.4~2.5。所有形式的烟草暴露均与肾癌的发生有关，而且烟草的危险度随着累积剂量和年限的增多而逐步上升。相对危险度随着吸烟烟龄的增加而增加，戒烟后危险度也会降低。有报道称咀嚼烟草的嗜烟者是肾癌的高危人群。但很有趣的是，烟草似乎对女性肾癌的危险度并不高（接近于正常），提示吸烟可能不是女性发生肾癌的重要危险因素。此外，病毒、铅化合物以及芳香族烃化学物质等在动物模型中得到证实具有致肾癌性，但在人类肾癌中还没有确定特异性的致癌物质。但是我们对这些物质还是小心为妙，尽量避免接触或食用。三氯乙烯也是一个潜在的肾癌致癌物，在三氯乙烯暴露人群中肾癌的发病率升高，并且发现特异性的VHL基因变异，从而更加说明三氯乙烯是肾癌的致病因素。从事金属、化学、橡胶和印刷工业工人和石棉、镉接触的工人发生肾癌相对危险度稍高。还有合成维生素A、E可能也会增加肾癌的相对危险度。

病例对照研究显示，肾癌在长期肥胖、低收入人群、居住在城市的人群多见。高脂肪、高蛋白、低水果蔬菜的典型的西方现代饮食方式以及奶制品、咖啡、茶等的摄入增加与肾癌有关。其他潜在因素还包括二氧化钍造影剂的使用、放疗、抗高血压药物等。高血压患者肾癌的相对危险度增加1.4~2倍。终末期肾衰的患者和结节性硬化综合征患者的肾癌发病率增加。

肾癌的发生与遗传有关吗？

遗传因素可能是肾癌发病因素之一，调查发现肾癌有家族患病的倾向，如兄弟二人都患上肾癌，或一个家族中有三人甚至五人先后患上肾癌。某些遗传性疾病如结节性硬化症、多发性神经纤维瘤等可合并肾细胞癌；有视网膜血管瘤家族性肾癌，可为多病灶癌或囊内癌，VHL基因突变也是肾癌发病的原因之一。目前就肾癌的分子遗传学研究有了显著进展。肾癌家族综合征已经被鉴定，调控散发和家族性肾癌的抑癌基因和致癌基因已被确定。肾透明细胞癌最常见的家族性类型是von Hippel-Lindau（VHL）综合征。这是一种相对罕见的常染色体显性遗传病，主要包括肾癌、嗜铬细胞瘤、视网膜血管瘤、脑干、小脑或脊髓的成血管细胞瘤。所有这些肿瘤都富含血管且具有致命性。VHL综合征其他表现还包括肾和胰腺的囊肿、内耳肿瘤、附睾乳头状囊腺瘤等。VHL综合征中肾癌的发生率为50%，且发病年龄早，常在20~50岁之间发病，呈双侧多灶性发病。对VHL综合征患者的分子遗传基因连锁研究最终证实VHL肿瘤抑制基因的存在，位于染色体3p25~26位点上的这一基因如今已被完全测序，并已确认是存在于散发性和家族性肾透明细胞癌中的抑癌基因。这一肿瘤抑制基因的确认代表了肾肿瘤这一研究领域的重要突破。如同大多数抑癌基因一样，肾癌的发病是由于VHL基因的两个等位基因均发生突变或失活所致。影响散发性肾透明细胞癌发生的其他潜在的遗传成分包括p53抑癌基因、PTEN/Nkt通路以及3号染色体短臂上的附加位点等。肾细胞癌第二位常见的组织学亚型乳头状肾癌，也存在独特的细胞遗传学现象，VHL基因的失常在这些亚型中并不普遍，其特征性表现为7号和17号染色体的三体性以及1号、12号、16号、20号和Y染色体异常。

　　因此，肾癌的发生不但有内在的遗传因素，还有环境、饮食等外在的因素，但目前对肾癌的确切发病机制仍不甚清楚。

症状篇

肾脏肿瘤早期为什么没有症状？

人体的肾脏由于位置比较隐蔽，前面有腹膜与腹腔脏器隔开，后面有强壮厚实的腰大肌保护，所以肾脏如果长了肿瘤，特别是4cm以下的小肿瘤，往往不容易发现，并且也不容易表现出不适的症状。因此，目前临床上大多数肾癌患者就诊时是没有任何不适症状，多是因为体检或因其他疾病检查时偶然发现的。但当发现肿瘤后，医生在追问患者最近身体有哪些不对劲时，往往患者有会"好像""似乎"有腰酸、腰胀、腰痛、容易疲劳等不确定的一些症状。在临床上有所谓的肾癌"三联征"之说，即"腰痛、肿块、血尿"。但一当出现三联征，往往提示肿瘤已是晚期的可能。因此，对肾脏肿瘤有哪些症状要有所认识和了解，从而提高对肾脏肿瘤的警惕，以便能尽早地发现肾脏肿瘤。

肾肿瘤会出现腰痛吗？

临床上，与肾脏肿瘤相关的症状可以由局部肿瘤生长增大、出血、肿瘤相关的副瘤综合征或肿瘤发生转移所引起。腰痛通常是由于肿瘤生长增大引起肾包膜的张力增高所致，这种腰痛往往表现为腰部酸胀隐痛不适，程度较轻，呈持续性或持续性加重，如不注意往往不易觉察到。此外，腰痛也可以由于肿瘤突然出血引起肾脏包膜内的压力急剧增高，导致腰部疼痛，这时的疼痛往往较为剧烈，但持续时间可能较短，呈一过性，并可能伴有血压、血色素的下降，此后腰痛可能呈现为持续性隐痛。当出血引起血尿时，可出现类似肾绞痛的症状，疼痛剧烈难忍，常伴有恶心呕吐等消化道症状，血尿呈持续性或间歇性，常伴有条索状血块。如肾脏肿瘤过大、局部淋巴结肿大或转移侵犯局部神经肌肉时，可引起腰部疼痛，呈持续胀痛，并且程度较重，常伴有腰部运动受限等。因此，如突然出现腰部酸胀、疼痛不适，又排除外伤、腰肌劳损等因素后，应警惕肾脏病变的可能，特别要警惕肾脏肿瘤的可能，需医院就诊进一步检查以明确腰痛的原因，切不可掉以轻心，以免延误病情。

肾脏肿瘤可以触摸到肿块吗？

肾癌引起的肿块，往往很难发现，这是因为肾脏位置深、周围肌肉强壮，往往需肿瘤长到很大时才能被发现。但对于儿童或体型瘦长者来说，比较容易发现肾脏肿块，特别是对于家长来说，在给小孩洗澡时可以触摸腹壁，看是否可以触及肿块。对儿童来说，肾脏最好发的肾母细胞瘤，往往都是家长无意中触及腹壁包块而发现。对于体型瘦长的人来说，肾脏如果长了肿瘤，特别是位于肾下极的肿瘤，往往也是能触摸到的。所以平常要经常进行自我体检，其实方法很简单：用两只手分别放在腹壁和腰部，相互挤压做双合诊，触摸肾脏是否有异常。当然随着现代影像学的发展和普及，这种检查方法用的越来越少，采用B超等检查手段就很容易查出肾脏是否长了肿瘤。

肾脏肿瘤可以出现血尿吗？

血尿即可是肾癌的早期症状，也可是肾癌的晚期表现。肾脏肿瘤引起的血尿，可以是肉眼就可见的血尿，也可以是在尿常规检查才能被发现的显微镜下血尿。血尿是肾癌最常见的症状，多表现为无痛性、间歇性发作的血尿。但当血尿引起输尿管梗阻时可伴肾绞痛。血尿程度与肾癌体积大小无关，它只说明肿瘤已侵入肾盂或肾小盏。对于肾盂肿瘤来说，血尿常常是最早出现的症状，通常为间歇性发作，伴有条索或蚯蚓状血块，即使是肾盂癌早期，血尿也是最常见的症状。而对肾癌来说血尿发生往往是肾癌晚期的标志，提示肿瘤较大或侵犯突破至肾盂引起出血。而对肾脏的血管平滑肌脂肪瘤来说，如果肿瘤破裂出血，可破入肾盂引起大量的血尿，甚至会危及生命。血尿可呈全程性肉眼血尿，也可为终末血尿；可呈鲜红色、也可为陈旧性暗红色；可为镜下血尿，也可为肉眼所见。需要注意的是泌尿系统结石、炎症、息肉等都会出现血尿，但它们的症状又有不同，结石和息肉出现血尿时会剧烈绞痛；炎症出现血尿有膀胱刺激症状，如尿频、尿急、尿痛等。由此可见，对于肾脏肿瘤所引起的血尿，表现不一，程度与病变的性质、严重程度等也无关。因此，一旦出现血尿，特别是在40岁以后，应高度重视，不论在什么条件下，都应作专科的详细检查，千万不要麻痹大意，怀有一种侥幸心理，而延误诊断与治疗。一定要经过详细的专科检查以后，确定没有肿瘤时才能放心，并且还要定期复查，以免漏诊。而对常规检查未能找出原因的血尿，有时甚至需要进一步进行膀胱镜、输尿管镜等有创检查，以进一步明确。

何为肾癌的肾外表现？肾癌的肾外表现有哪些？

肾癌的临床表现十分复杂，除了典型的"腰痛、血尿、肿块"三联征外，还有很多非特异性的症状。但对肾癌来说可能提供了蛛丝马迹。近年来，随着医疗卫生水平的不断改善，人们的健康意识逐渐提高，体检的大面积普及和开展，临床上具备典型临床表现的晚期肾癌患者日渐减少。而越来越多的肾外临床表现提示我们需要足够的重视，从而协助早期诊断，达到早期治疗的目的。

所谓的肾癌肾外临床表现是指除腰痛、血尿、肿块三大主要症状之外的临床表现，即肾癌影响人体内代谢过程时所产生的一系列反应性临床病症，而非肿瘤直接侵犯或转移到某组织器官所致。导致这些临床表现的原因可能是肿瘤产生某种活性物质引起，亦可能是肿瘤免疫反应的表现。常见的肾癌肾外临床表现有以下几种：

（1）发热：在肾癌患者极为常见，甚至有学者主张将发热、血尿、疼痛、肿块一并称为"四联征"。肾癌患者多表现为低热。因此，中老年凡有不明原因发热的患者都应考虑有肾癌的可能。以往认为发热的原因是肿瘤组织内出血、坏死引起，但近来发现发热原因是肿瘤产生特殊的肿瘤致热原所致。发热与肿瘤坏死及出血程度无关，发热并不表明预后不良。手术切除肿瘤后体温很快降至正常，肿瘤复发或转移，发热又重新出现。

（2）贫血：血尿是导致贫血的原因之一，但无血尿者亦可表现为贫血。肾癌患者的贫血与慢性炎症相似，其血清铁和血清内转铁蛋白水平下降，而骨髓内网状内皮巨噬细胞内含铁升高、肿瘤内含铁血黄素沉着明显增多。因此，贫血与铁进入癌细胞内有关。此外，肿瘤毒素或大量肾组织破坏导致促红细胞生成素减少，相应红细胞的生成亦减少。

（3）肝功能异常：无肝转移的肾癌患者有15%~20%表现肝功能异常，可表现为食欲不振、厌油腻、上腹胀满、消瘦、乏力等类似慢性肝炎或消化道肿瘤样症状。实验室检查可显示肝转氨酶、α-谷氨酰转肽酶、碱性磷酸酶、α_2-球蛋白升高以及凝血酶原时间延长等。导致肝功能异常的原因可能与肾癌组织产生某种毒素有关。也可能是体液因子所致。彻底切除肿瘤后肝功能可很快恢复。因此，肝功能异常不是手术禁忌。术后定期检测肝功能有利于判断预后。术后如肝功能异常无恢复，1年生存率仅26%，持续肝功能异常，提示手术切除不彻底或存在临床未发现的远处转移灶。术后如肝功能恢复正常，但以后又出现异常，表明局部肿瘤复发或有远处转移。因此，术前、术后都要密切监测肝功能的变化情况。

（4）高血压：肾癌并发高血压的发病率约为10%~40%，引起高血压的主要原因是肿瘤细胞本身分泌肾素。伴有高血压的部分肾癌患者周围血肾素活性明显升高，癌组织的肾素含量明显高于癌周围组织。肾素活性高者肿瘤的恶性程度大，且多有局部转移，预后较差。切除肿瘤后血肾素活性明显下降。此外，引起高血压还与以下因素有关：①肿瘤直接浸润肾动脉；②瘤内静脉瘘形成，导致心输出量增加；③肿瘤压迫肾实质引起缺血。

（5）高血钙：肾癌患者中3%~16%伴有高血钙。无骨转移者高血钙是由于肿瘤产生甲状旁腺素或类似物质，高血钙亦可继发于有远处骨转移的晚期患者，无骨转移表现高血钙者切除肾肿瘤后，血钙可恢复正常。

（6）红细胞增多症：临床上大约有13%~44%的肾癌患者表现为红细胞增多症。血红蛋白>15.5g/L，但白细胞及血小板并不增多。以往认为肿瘤内动静脉瘘形成引起动脉血含氧量低是导致红细胞增多的原因，近来研究证实是肿瘤细胞本身产生红细胞生成素。用抗红细胞生成素抗体对肾癌组织进行免疫组化研究，发现肿瘤细胞胞浆内存在大量染色阳性颗粒。手术切除肿瘤后血红蛋白恢复正常，如再度出现红细胞增多症则预后不良。血红蛋白升高与生存率有一定的关系，肿瘤局限于肾内者易并发红细胞增多症，预后较好，长期生存率高。

（7）性功能障碍：男性表现为乳腺发育、女性化；女性可长胡须、停经。主要与肿瘤产生促性腺激素有关。

（8）糖代谢异常：肾癌可分泌胰高血糖素，引起高血糖；也可分泌胰岛素样物质，导致低血糖。

（9）分泌降血压物质前列素A：肾癌组织内前列素A含量明显升高，可致手术前血压正常；当肿瘤切除后，血压可致升高。

（10）Cushing's综合征：肾癌组织可自主分泌促肾上腺皮质激素、引起双侧肾上腺增生，肾上腺皮质功能亢进，表现典型的Cushing's综合征。手术切除肿瘤后症状可缓解。

（11）血癌胚抗原（CEA）及甲胎蛋白（AFP）升高：血及肿瘤组织CEA或AFP明显升高，可能与肿瘤分泌该物质有关。

（12）静脉癌栓引起的相应症状：肾静脉内癌栓可引起精索静脉曲张，平卧位不消失，下腔静脉癌栓可引起腹壁浅静脉曲张、双下肢水肿。癌栓长入右心房可引心脏相关症状。

（13）肿瘤免疫引起的相关表现：肾癌可引起神经肌肉病变、血管病变、淀粉样病变、免疫性肾小球肾炎，神经系统损害可表现精神及神经症状，亦可并发脊髓运动神经元损害引起肌肉萎缩。炎症反应性综合征的肾癌患者，其周围血中IL-6水平明显升高，提示其发病机制与肿瘤免疫有关。

肾盂肿瘤有哪些临床表现？

肾盂肿瘤的临床表现主要有血尿、腰痛等，但也大概有15%的患者无任何不适症状，往往是体检影像学检查时偶然发现的。

（1）血尿：肾盂肿瘤最常见的临床表现是血尿，可发生于56%~98%的患者，早期即可出现间歇性无痛性血尿，血尿可为肉眼所见的血尿，也可是镜下血尿，即自己肉眼看上去尿液颜色正常，没有血色，但尿液化验显微镜下却可发现大量的红细胞。镜下血尿常见于早期或分化良好的肿瘤。此外，血尿时常常会同时伴有血块，而肾盂肿瘤的血块常常呈细条状。肾盂肿瘤的血尿严重程度与疾病的良恶性无关，并与疾病的严重程度不成正比。

（2）疼痛：是第二常见的症状。肾盂肿瘤患者近1/3有腰部钝痛，疼痛的原因主要是肿瘤引起的肾盂输尿管梗阻、肾积水，从而导致肾内压力增高，引起腰部胀痛不适。当血尿严重、形成血块时，通过输尿管困难时可引起肾绞痛，这时疼痛较剧烈，要与结石引起的肾绞痛、血尿相区别。

（3）晚期症状：由于肾盂肿瘤的恶性度较高，且肾盂的空间较小，肾盂壁较薄，所以肾盂肿瘤相对来说容易侵犯到周围脏器和发生远处转移。因此有相当一部分的患者就诊时表现为晚期病变的症状，包括消瘦、厌食、体重下降、贫血、下肢水肿、腰部或腹部包块等。还有的患者出现膀胱刺激症状，如尿频、尿急、尿痛或排尿困难，并常常伴有全程或终末血尿，这往往提示伴发膀胱肿瘤的可能。如果局部肿瘤扩散，还可能出现同侧精索静脉曲张、腹胀等后腹膜刺激症状。

诊断篇

如何发现肾脏长了肿瘤？

目前对肾癌的病因仍不甚明确。但无论何种病因最终通过改变正常细胞的基因而诱使正常细胞瘤变，瘤细胞逃避机体免疫监视系统后不断增殖成为肿瘤。肿瘤早期都呈隐匿发展，并且缺乏特异性的临床表现而往往不被人们所察觉，只有长到一定体积才造成脏器结构与功能的严重破坏，甚至导致死亡。目前在对恶性肿瘤缺乏特效治疗的情况下，如何发现早期肿瘤尤其重要，当然肾癌也不例外。

由于肾脏位置隐蔽，肾癌在早期大多无明显症状，从肾癌病例的确诊来看，很多肾癌是体检时"偶然发现"的。因此，早期发现肾癌的最好方法是在体检或诊治其他疾病时，也要重视对肾脏的检查。

但我们在日常健康体检时大家都很重视肾功能的检查，认为只要抽血化验检查就可以知道肾脏好不好，有没有长肿瘤，其实这个观点是不对的。这是为什么呢？我们知道肾单位是肾的基本结构和功能单位，双肾有200多万个肾单位作为肾功能的保证，每个肾单位有负责把血液过滤产生原尿液的肾小球和对原尿进行重吸收的肾小管两部分组成。最终完成肾排泄水分和代谢废物，维持机体水、电解质和酸碱平衡，发挥体内水盐代谢中枢的作用。另外肾单位的一些特定部位的细胞还合成分泌一些类激素物质如肾素、促红细胞生成素以调节血压、内分泌和造血功能。平时我们在医院或体检中心进行的肾功能检查是通过抽血测定血清肌酐、尿素氮、尿酸的含量来体现的。这三种物质分别来自肌酸、蛋白质与嘌呤的代谢。自肾小球滤过后很少重吸收，所以化验结果代表肾的滤过功能—肾功能的一部分。生理学证实肾有巨大的潜力，生理条件下肾单位并非都在工作，工作的肾单位也不是在满负荷工作，对任何一侧肾病变，即使一侧肾功能完全丧失，另一侧正常肾能完全代偿，表现正常的化验结果。该项化验仅对肾功能不全、尿毒症的诊断、疗效观察及预后判断有意义。对单侧肾病变、双肾早期病变以及肾肿瘤的早期发现无意义。也就是说化验肾功能正常不能代表肾健康。很多人把肾功能化验与中医有无"肾虚"联系在一起更是错误。因此，我们平时在做体检或检查时，如仅仅凭借肾功能检查就来判断肾脏是否有问题、是否长肿瘤是十分片面的，也是不可靠的，只有当肾脏肿瘤导致肾功能严重损害时才可能在抽血化验肾功能时表现为肌酐、尿素氮、尿酸等的异常。

那又要问了，尿液检查对我们肾脏是否长肿瘤有没有用呢？我们前面曾说过，在肾的恶性肿瘤中原发恶性肿瘤多见，85%为肾癌，又称肾细胞癌、肾腺癌，多来自近曲肾小管上皮细胞的恶变。由于肾的解剖位置隐蔽，位于腹腔的最深层—后腹膜与腰肌之间，正常是不能触到的，与外界的主要联系是尿，除肾盂癌，血尿必须是肾恶性肿瘤肿瘤侵犯肾盏、肾盂后出现，因此血尿不是肾癌的早期信号。只有当肾癌突破集合系统时才可能出现血尿。但当肾脏的集合系统长了肿瘤时，就另当别论了，即所谓的肾盂肿瘤血尿往往是第一表现。因此对于出现血尿，特别是肉眼可见的血尿，一定要引起足够的重视，一定要深入检查以排除肾脏是否生肿瘤的可能。对出现过血尿特别是反复、无痛性、肉眼血尿的人来说，即使各种检查都没有发现肿瘤，也不能掉以轻心，仍然需要定期检查，以排除是否小的肿瘤病灶未被发现。因为肾脏的尿路上皮肿瘤往往体积小、位置隐蔽不易被发现。

如果突然腰腹部疼痛，呈间断性发作或持续性加重，要引起足够的重视，这往往是肿瘤增长引起肾包膜张力增高所致，也可是肿瘤侵犯肾周围脏器或组织结构所致，但一旦出现疼痛时，往往表明也不是肾癌的早期信号。另外，肾区肿块或在洗澡时无意发现腰腹部肿块，要引起足够的重视，特别是对儿童来说，家长突然发现小孩腹部隆起、可触及包块时，要及时去就诊以进一步检查。由于人的肾脏位于腹膜后脊柱两侧，位置较高，成人的双肾在正常情况下很难触及，因为他的位置在膈及肋弓下，其前后都有厚实的肌肉包裹。由于肝脏的存在，右肾位置较左侧肾脏低。在儿童和体型较瘦的女性身上，深吸气时触诊可能会触及肾脏下极。而男性一般不可能触及肾脏，尤其是左肾，只有在不正常增大时才能触及。因此，如在肾区能摸到来自肾的块状结构，说明肾癌的体积很大，更是晚期的表现。因此，临床上把"疼痛、肿块、血尿"并称为肾癌"三联征"，是肾癌发展过程中不同程度的表现并非早期线索，一旦出现"三联征"往往表明肿瘤已不是早期，因此又称"晚期三联征"，随着现代影像学技术的发展与普及，现在已经很少见了。

我们知道肾脏的功能复杂，不但具有排尿、排毒的功能，还有不被我们所熟知的内分泌功能，所以一旦肾脏长了肿瘤以后，或多或少的会影响其内分泌功能，从而引起所谓的副瘤综合征，出现全身的一些症状表现。约有三分之一的肾癌患者会出现各种各样的全身症状，如发热、高血压、血沉快、贫血与红细胞增多症、肝功能异常、神经肌肉病变、高血钙等。这些病状往往是癌细胞产生了过多的类激素物质，随着肿瘤的控制可以消退，其中部分表现可能是早期肾癌信号，往往专业医生更能及时追踪这一线索。而很少有其他器官的肿瘤具有如此多样的综合征表现形式（表4-1），所以以往曾一度将肾癌称为内科医生的肿瘤，因为其全身表现多于局部表现。在正常生理条件下，肾脏产生1，25-二羟胆骨化醇、肾素、促红细胞生成素、各种前列腺素，所有这些都受控调节并维持一定的稳态。而当肾脏发生肿瘤时，可能会打破这种稳态，病态的产生这些物质及一些对正常生理起不良作用的重要因子，如甲状旁腺素、狼疮型抗凝血因子、人绒毛膜促性腺激素、胰岛素及各种细胞活素和炎症介质，这些物质被认为是引起一系列全身症状的原因，如体重减轻、发热、贫血等。有报道高达13%的肾癌患者出现高钙血症，即血液里的钙浓度过高，可能为肿瘤产生甲状旁腺素样多肽，1,25-二羟胆骨化醇、前列腺素或骨转移等引起的溶骨所致。高钙血症无特异性的症状与体征，可表现为恶心、食欲减退、乏力、腱反射减弱等。出现高钙血症的肾癌患者预后往往较差。

表4-1 肾癌相关副瘤综合征症状发生率

症状	百分比（%）
血沉加快	55.6
高血压	37.5
贫血	36.3
恶病质、体重减轻	34.5
发热	17.2
肝功能异常	14.4
高钙血症	4.9
红细胞增多症	3.5
神经肌肉病变	3.2
淀粉样变性	2.0

近十年来肾癌的诊断获得巨大进步，主要归功于医学影像学的迅速发展，临床上经常见到无症状肾癌，一部分来自常规体检，一部分来自其他病变检查过程中的无意发现。超声、CT对发现小肾癌的敏感性分别高达80%、95%，小肾癌指小于3cm的肾癌。尽管小肾癌与肾呈同质结构，但影像学也不难分辨，超声比CT更无创、简便，是首选检查方法。同时也提示人们体检时不仅想到肝胆的重要，更要关心隐蔽的脏器，因其发病更具隐蔽性。

诊断肾癌常用的影像学检查手段有哪些？

肾脏肿瘤的临床诊断主要依靠影像学诊断，许多影像学的手段都可以用于诊断肾脏肿瘤，每种方法都各有优劣。随着医学影像学技术和设备的飞速发展，越来越多的检查手段应用于临床，对肾癌的诊断也越来越容易，也越来越利于早期发现和与其他疾病相鉴别。

目前临床上常用的检查手段包括：

（1）腹部平片及排泄性尿路造影：腹部平片可以清楚地显示肾脏的轮廓以及是否有钙化。排泄性尿路造影能显示肾盂、肾盏的受压、移位或破坏。有时患肾不能显影，原因是肾静脉被瘤栓堵塞，肿瘤巨大，以致残肾功能太差或肾盂、肾盏完全破坏或堵塞。但腹部平片及排泄性尿路造影在肾癌上的诊断价值有限，对小于1cm的病变，其检查率不及10%，1~2cm的病变约为21%，2~3cm的病变约为52%。并且排泄性尿路造影不能鉴别肿物是囊性还是实性，也不能检出静脉受累及区域淋巴结转移等信息，对肾癌分期的价值极为有限。此外，腹部平片及排泄性尿路造影检查对肠道的准备要求较高。因此，目前临床上已很少采用腹部平片和排泄性尿路造影来诊断肾癌，只是在与肾盂输尿管肿瘤的鉴别诊断上会有一些价值。

（2）B超：B超是检出肾脏肿瘤最常用的手段。目前不管是体检还是复查，B超已成为肾脏肿瘤的首选检查方法，其诊断准确率高达85%以上。并且B超鉴别囊、实性肿物的准确率可达95%。彩色多普勒超声还可以提供有关肿瘤血供及静脉系统有无受侵犯的信息。肾肿瘤的典型B超表现为：肾实质内出现异常回声团块，呈圆形或椭圆形，边界较清楚，有球体感，其内部回声多变，小于3cm的小肾癌常呈高回声或等回声，中等大小者多呈低回声，少数呈混合回声和等回声。当较大的肿瘤内部出血、坏死和液化时，局部出现边缘不规则的无回声区，若钙化则出现点、块状强回声伴声影。肿瘤向内生长压迫或侵犯肾窦时，肾窦变形、移位、中断及显示不清。少数可出现肾盂、肾盏扩张积水。肾窦回声无异常不能完全排除肾内肿瘤。二维超声和彩色多普勒超声还可以较好地诊断肾静脉和下腔静脉癌栓及阻塞。有时可见肾门淋巴结和腹膜后淋巴结的肿大，导致肾静脉和下腔静脉移位受压。彩色多普勒检测大多数肾恶性肿瘤中有动脉血流，并常常可见包绕瘤体的彩色血管环，如果没有高频多普勒频移，基本可以排除肾脏恶性肿瘤。

但B超的诊断准确性过分依赖操作者的技术和耐心，不同操作者可能得出的诊断差异很大，主观性较强。肠道气体的干扰，对肾静脉受侵犯以及区域淋巴结转移的检出率也是有一定的局限性。此外，对肾实质内部的一些小肿瘤检出率较低，对高回声及不均质回声的肿瘤有时很难与正常肾实质或血管平滑肌脂肪瘤鉴别以及对小的钙化灶的检出比较困难，敏感性不及CT。

（3）CT检查：CT是诊断肾脏肿瘤的首选检查方法，其诊断小肾癌的敏感性高达94%，CT分期的准确率90%。CT检查分为平扫和增强。平扫时表现为：突出于肾脏轮廓，边界清楚或模糊，肿块为不规则形、分叶或类圆形，密度不均匀，略高于肾实质，少数为等密度或略低密度；内部不均匀往往是出血、坏死所致；钙化为斑块、点状，很少为线状、壳状。为了进一步明确肾脏肿瘤的诊断，常常还需要做增强CT扫描。增强CT就是要从静脉内快速注射碘造影剂然后扫描，正常肾实质明显增强，而肾癌的典型表现为密度不均匀肿块，肿块的实质部分明显强化，程度类似于肾实质，并于实质期强化程度明显降低，表现为"快进快出"。此外，肾静脉或下腔静脉瘤栓发生率为23%和7%，表现为受累的血管增粗，增强扫描显示血管内有局限性充盈缺损。

增强CT扫描对肾癌的诊断准确率可达95%，分期准确率约为80%。但对一些微小肿瘤，CT也可能无法检出，可能要结合其他的影像学检查进一步明确。

（4）磁共振（MRI）检查：MRI通常不作为评估肾脏肿瘤的首要检查方法，因为常规MRI检查对于表现肾脏的肿瘤的特异性和敏感性不是很好。但随着以钆作为造影剂的增强MRI的应用，MRI在肾脏肿瘤的诊断方面的应用明显增加。在静脉注射造影剂后，肾癌表现出增强信号。MRI检查对于那些因为肾功能不全而不能应用碘剂或者严重碘过敏的患者非常有用。MRI根据信号的不同，分为T1WI和T2WI，在T1WI信号上，肾癌的信号强度常等于或低于肾皮质；T2WI上则多为混杂信号，有时周边可见低信号环，代表肿瘤的假包膜，具有一定的特异性。此外，MRI还能清楚显示肾静脉、下腔静脉内血栓和范围，以及肾周围淋巴结转移和远隔部位的转移。

（5）超声造影：超声造影是通过静脉注射造影剂和利用超声成像技术，改变了以往超声诊断技术缺乏动态造影及信息增强不足的缺点，能够清楚显示微细血管和组织血流灌注，增加图像的对比分辨力，大大提高超声检出病变的敏感性和特异性，是超声医学发展历程中新的里程碑。

肾癌的超声造影的典型表现为不均匀增强、包膜增强、弥漫性增强以及离心性增强。对B超或CT检查发现的小体积肾脏肿瘤，无法区别其良恶性时，超声造影具有较高的鉴别诊断价值。超声造影对肾癌的诊断价值还体现在超声造影的可重复性，并且其操作简便、没有放射性辐射，安全性好等优点。

（6）其他方法：肾血管造影在评估肾脏肿瘤方面的作用非常有限，在一些可疑患者中，如果肾脏肿块中存在新生血管则能够帮助确立肾细胞癌的诊断。但常规的血管造影是侵入性操作，风险比较大，目前随着影像学技术的发展，CTA（CT血管造影）以及MRA（MRI血管造影）已经能够越来越多的代替常规肾血管造影。

针穿刺活检术对于评价肾脏肿块的作用很有限。这是一个侵入性的有创检查，并且可能会造成肾周出血这一严重的并发症。而且这个检查技术具有很高的假阴性率。对于肾脏肿瘤行细针穿刺活检术最基本的适应证是怀疑有肾脓肿或者感染的囊肿的患者以及肾细胞癌必须与肾脏的转移性肿瘤及肾淋巴瘤相鉴别时。

肾癌需要做哪些检查？

肾癌的临床诊断主要依靠影像学检查，实验室检查，这些检查可以评价患者术前一般状况、肝肾功能以及预后判定。肾癌的确诊则需依靠病理学检查。

（1）必须的实验室检查项目：血常规、尿常规、中段尿培养+药敏、血沉、血钙、血液生活学指标（包括肝功能、肌酐、尿素氮、碱性磷酸酶、乳酸脱氢酶、血糖等）。

（2）必须的影像学检查项目：B超或彩色多普勒超声（包括肝、胆、胰、脾、双肾、输尿管、膀胱、下腔静脉），胸部X线片（正、侧位）、腹部CT平扫＋增强扫描（碘过敏试验阴性、无相关禁忌证者）。腹部CT平扫＋增强扫描及胸部X线片是术前临床分期的主要依据。

（3）参考选择的影像学检查项目：在以下情况下推荐选择的检查项目。腹部平片：可为开放性手术切口提供帮助；同位素肾动态显像或IVP：不能行CT增强扫描无法评价对侧肾功能者；同位素骨扫描：碱性磷酸酶高、有相应骨症状或者临床分期≥Ⅲ期（肿瘤已经累及周围的血管、淋巴结、侵犯肾上腺以外的邻近器官、远处转移）的患者；胸部CT扫描：胸部X线片有可疑结节、临床分期≥Ⅲ期的患者；头部CT、MRI扫描：有头痛或相应神经系统症状患者；腹部MRI扫描：肾功能不全、碘过敏、B超检查或CT检查提示下腔静脉瘤患者。

（4）具备以下检查设备的医院以及具有良好经济条件的患者可选择的检查项目。肾脏超声造影、螺旋CT及MRI扫描主要用于肾癌的诊断和鉴别诊断；正电子发射断层扫描（PET）或PET-CT检查费用昂贵，主要用于发现远处转移病灶以及对化疗或放疗的疗效评定。

其他：对于肾脏肿块的穿刺活检和肾血管造影对肾癌的诊断价值有限，且风险较大。对影像学诊断难以判定性质的小肾肿瘤患者，可以选择定期（1~3个月）随诊检查或行保留肾单位手术，对能够进行保留肾单位手术的肾肿瘤患者不建议行术前穿刺检查。对不能手术治疗的晚期肾肿瘤患者及需化疗或其他治疗的肾脏肿瘤患者，治疗前为明确诊断，可选择肾穿刺活检获取病例诊断。对需姑息性肾动脉栓塞治疗或保留肾单位手术前需了解肾血管分布及肿瘤血管可以选择肾血管造影检查。

肾癌要不要进行筛查？

肾癌一直是个外科性疾病，只要早期诊断就能对治愈肿瘤提供最佳时机。不幸的是，目前对晚期肾癌的治疗手段还十分有限。因此，早期诊断、早期筛查对肾癌患者来说具有决定性的意义。然而由于肾癌在人群中的发病率相对较低，又没有相对特异性的一些肿瘤指标，筛查所带来的大量人力物力的压力又限制了肾癌筛查的普及。但对一些包括晚期肾衰竭和获得性肾囊性疾病的患者、有结节性硬化症和家族性肾癌的人群来说，进行定期的肾癌筛查认为是十分必要的。对于大多数终末期肾功能衰竭的患者，最终发展成获得性肾囊性疾病，其中有1%~2%的人将发展成肾癌。总体而言，终末期肾功能衰竭的患者发生肾癌的风险比一般人群要搞5~20倍。而这类肾癌患者在就诊时大约有15%的人已经发生远处转移，并且此类患者大部分死于肿瘤进展。因此对这类人群进行肾癌筛查是有必要的。此外，肾移植受者的原位肾患肿瘤的风险更高，所以建议移植后需要定期进行影像学检查原位肾脏。

结节性硬化症患者的肾癌发生率也较正常人高数倍，结节性硬化是一种常染色体显性遗传性疾病，患者常伴有皮脂腺瘤、癫痫、智力迟钝、肾囊肿和血管平滑肌脂肪瘤等综合征。许多结节性硬化症患者的肾癌以发病年龄轻、肿瘤多发为特征，并有一定的遗传倾向性。因此，合理的对结节性硬化症患者进行定期影像学检查是有必要的，这同样有利于监测该人群中血管平滑肌脂肪瘤的发生和发展。

对VHL综合征患者进行肾癌筛查的价值应该不容置疑。VHL综合征是一种相对罕见的常染色体显性遗传病，VHL综合征中肾癌的发生率为50%，且发病年龄早，常在20~50岁之间发病，呈双侧多灶性发病。对任何发病年龄轻、多发病灶肾癌以及合并下列情况的患者都应当考虑VHL综合征的可能性，包括：视觉症状或神经系统症状、失明家族史、中枢神经系统肿瘤、肾囊肿或同时伴有胰腺囊肿、附睾肿瘤、内耳肿瘤等。对于高度可疑或其亲属患有该病的病例，应该进行遗传学的评价。

此外，对怀疑有遗传性乳头状肾癌及家族性肾癌的患者要进行分子筛查，对家族成员也要进行筛查。总的来说，肾癌患者的筛查对一些特定人群来说十分必要，这些目标人群主要包括以下：

（1）终末期肾衰患者：仅筛查预期生存时间长和无较重并发症的患者；从透析第三年开始定期超声检查或CT扫描。

（2）已知患有VHL综合征的患者：从15~20岁开始一年两次应用腹部CT扫描或超声检查；定期临床和影像学筛查非肾脏表现。

（3）VHL综合征患者的亲属：获得基因分析。如果阳性，参照VHL综合征患者推荐的筛查方法；如果阴性，降低随访严格程度。

（4）其他家族遗传性肾癌患者亲属：定期超声或CT检查并考虑基因分析。

（5）结节性硬化症患者：定期超声检查或CT扫描。

（6）常染色体显性遗传性多囊肾患者：不推荐常规筛查，但要密切关注。

何为小肾癌？检出小肾癌的影像学检查有哪些？

定义小肾癌的根据是癌症肿块的直径大小，多数文献将单一肿瘤直径≤3cm而且没有淋巴结转移的肾癌称为小肾癌，也有部分学者将肿瘤的直径<4cm作为一个界限，但不管如何界定肿瘤的大小，肿瘤必须局限于肾脏内。无论何种定义，经手术治疗的小肾癌患者预后均比普通肾癌患者的预后好。小肾癌的临床症状有血尿、腰痛等，但大多数患者是无临床症状的，只是在做影像学检查时偶然发现的偶发肾癌。由于小肾癌体积小，临床症状不明显，易与其他肾脏疾病相混淆，因而容易误诊漏诊。影像学检查中B超是最常用且无创、经济、简便的检查方法，通常可以发现肾内>1cm的肿块。B超诊断小肾癌的准确性较高，可作为筛选手段及早发现无症状的小肾癌。结合CT等其他影像检查，能提高小肾癌的定位和定性诊断能力，但最终诊断仍需病理学检查。任何肿瘤的生长均有从小到大的过程，一般来讲，肿瘤越小，发现的时间越早，治疗的越早，预后也越好。肾癌也是如此。随着医学水平的不断进步和体检的普及，小肾癌的检出率也逐年提高。20年前小肾癌只占所有肾癌的5%左右，而如今已提高到了25%以上。确诊小肾癌后采取手术治疗，患者5年生存率在85%以上，较普通肾癌患者的预后更理想。

小肾癌通常是通过影像学检查无意发现的。小肾癌的B超表现为高回声到低回声，超声发现肿瘤周围低回声环，是小肾癌的特点，组织学为肿瘤周围假包膜。CT平扫大部分为等密度或低密度，高密度很少。增强CT扫描后，大部分显著增强，CT值增加40HU以上，部分增强不均匀，内有低密度区。病变可见壁增强、中央分隔。小肾癌的密度与肿瘤血运丰富有关。MRI对小肾癌的检查表现为病灶早期增强，后病灶与邻近肾实质类似或增强减少。CT或血管造影缺血或增强不明显的肿瘤，MRI对比增强后，可见明显增强。T1WI对比增强发现小的肾肿物比不增强T1WI或T2WI或动态GRE对比增强后敏感率高。自旋回波T1WI增强发现小于3cm肾癌准确率为80%~100%。此外，用钆有助于鉴别肾囊实性肿物。出血性病变T1WI为高信号。总之，对于小肾癌超声和CT为首选，碘过敏者做MRI优于CT。

何为偶发性肾癌？

偶发肾癌（incidental renal cell carcinoma）是指无血尿（包括镜下血尿）、肿块、疼痛、发热、贫血、体重减轻等临床症状，由于健康普查或其他疾病体检时偶然发现的肾癌。肾癌一旦出现血尿、肿块、疼痛三联症时，往往肿瘤已到晚期。而没有临床症状，因体检等检查偶然发现的"偶发肾癌"，往往发现时临床分期较低，生存率较高。偶发癌并非是肾癌的一个类型，而只是肾癌未出现临床表现的一个发展阶段。近年来，随着人们健康意识的提高和B超、CT等影像学技术的发展与普及，偶发肾癌的检出率越来越高，甚至已占到肾癌总数的25%~60%。由于偶发肾癌的早期发现，往往能得到及时有效的治疗，并且大部分偶发肾癌为小肾癌，都可以实施保留肾脏的肾部分切除术，预后较为理想。

何为囊性肾癌？与肾囊肿如何区别？

从囊肿的Bosniak分级我们可以看出，随着囊肿分级的增高，囊肿恶性的可能性也越大，特别是Bosniak Ⅲ、Ⅳ级囊肿，是恶性的可能性很大，超过50%，甚至100%为恶性。因此对肾脏囊性病变来说，千万不能掉以轻心。

囊性肾癌是肾细胞癌中一种比较少见的囊性肿瘤，文献报道其发病率不一，约占肾癌的4%~5%，且多见于成年男性。其临床表现可有腰痛、肉眼血尿，腹部肿块等，部分患者无明显症状及体征，为体检时意外发现。那么如何诊断囊性肾癌？囊性肾癌的形成原因目前尚不清楚。从病理发生学，将囊性肾癌分为肾癌囊性坏死型、单房囊性肾癌型、多房囊性肾癌型以及单纯囊肿癌变型4类。囊性肾癌的诊断以及与囊肿的鉴别诊断主要依靠影像学检查，B超、CT可作为主要的检查手段。B超简单实用，可用于普查。典型囊性肾癌的超声特点为囊壁厚薄不均，囊内无回声区充满密集的点状弱回声，此为坏死组织碎屑和新鲜或陈旧的出血所致。彩色超声检查可发现囊内具有实性部分或分隔上有彩色血流信号。但B超由于受操作者的技术水平、肥胖、腹腔气体等多因素的干扰，对囊性肾癌进行确切诊断有一定的困难，但可以提供肾脏囊性或囊实性肿物的线索。

肾癌主要与哪些疾病相鉴别？

（1）肾囊肿：典型的肾囊肿从影像检查上很容易与肾癌相鉴别，但当囊肿内有出血或感染时，往往容易被误诊为肿瘤。而有些肾癌内部均匀，呈很弱的低回声，在体检筛查时容易被误诊为肾囊肿。对于囊壁不规则增厚、中心密度较高的良性肾囊肿，单独应用上述任何一种检查方法进行鉴别都比较困难，往往需要综合分析、判断，必要时可行穿刺活检，轻易地放弃随诊或贸然地进行手术都是不可取的。

（2）肾错构瘤：又称肾血管平滑肌脂肪瘤，是一种较为常见的肾脏良性肿瘤，在B超和CT图像上都有特征性表现，临床上容易与肾细胞癌进行鉴别。典型的错构瘤内由于有脂肪成分的存在，B超示肿块内有中强回声区，CT示肿块内有CT值为负值的区域，增强扫描后仍为负值，血管造影显示注射肾上腺素后肿瘤血管与肾脏本身血管一同收缩；肾细胞癌B超示肿块为中低回声，肿块的CT值低于正常肾实质，增强扫描后CT值增加，但不如正常肾组织明显，血管造影示注射肾上腺素后肾脏本身血管收缩，但肿瘤血管不收缩，肿瘤血管特征更明显。但有时遇到不典型的肾错构瘤，脂肪成分很少，这时很难与肾癌相鉴别。此外，磁共振也是诊断错构瘤的好方法。在临床上对于脂肪成分少的错构瘤往往需要结合B超、CT和核磁扫描三种方法来联合明确诊断。

可以看出，肾癌与肾错构瘤的鉴别要点在于肾癌内没有脂肪组织而错构瘤内有脂肪组织。但少数情况下，肾细胞癌组织中也会因含有脂肪组织造成误诊。另外，含脂肪成分少的错构瘤被误诊为肾癌的情况也不少见。在实际临床工作中，有一些错构瘤B超表现为低回声和（或）CT为中高密度肿物，而被诊断为肾癌。分析造成误诊的原因有：有些错构瘤主要由平滑肌构成，脂肪成分少；瘤内出血，掩盖脂肪成分，致B超和CT无法辨别；肿瘤体积小，由于容积效应，CT难以测出肿瘤的真实密度，对此种情况，加做CT薄层平扫，必要时B超引导下针吸细胞学检查可有助于诊断。也有人认为，错构瘤内出血掩盖脂肪组织的CT特征比较显著，但对B超结果的干扰则较少。

（3）肾脏淋巴瘤：肾脏淋巴瘤少见但并不罕见。肾脏淋巴瘤在影像学上缺乏特点，呈多发结节状或弥漫性浸润肾脏，使肾脏外形增大，腹膜后淋巴结多受累。

（4）肾脏黄色肉芽肿：是一种少见的严重慢性肾实质感染的特殊类型，形态学上有两种表现：一种为弥漫型，肾脏体积增大，形态失常，内部结构紊乱，不容易与肿瘤混淆；另一种为局灶性，肾脏出现局限性实质性结节状回声，缺乏特异性，有时与肿瘤难以鉴别，但这部分患者一般都具有感染的症状，肾区可及触痛性包块，尿中有大量白细胞或脓细胞，只要仔细观察，鉴别诊断并不困难。

（5）肾脏炎性假瘤：本病临床表现主要为腰痛、低热和血尿，腰部有时可扪及包块，也可无任何症状于体检时发现，和肾癌的临床表现极为相似。临床上较为少见，IVP、B超、CT等影像学检查诊断正确率低，有以下情况值得注意：肿块边界不整齐，包膜不完整，形态不规则；肿块与相邻的肾周围有炎症图像或肾周有血肿、积液等，提示有非恶性肿瘤的可能性。对于疑有肾脏炎性假瘤者，应常规做尿培养，可试用抗生素治疗，观察病情变化，症状改善者可避免手术。对于不能避免手术者，术前应尽量在B超引导下行多点肾穿刺活检。术中应行快速冷冻病理切片检查，然后再决定是否施行肾切除术，这是最后明确诊断的依据，以避免不必要的肾切除。

（6）肾癌与肾盂癌的鉴别诊断：肾癌和肾盂癌临床上都可表现为"腰痛、血尿、肿块"，但其实两者是完全不同的两种肾脏肿瘤。肾盂癌起源于尿路上皮，主要在肾盂内生长；肾癌多起源于肾小管上皮细胞，主要在肾实质内生长。肾盂癌在早期就有血尿；肾癌在晚期肿瘤侵犯肾盂时才会出现血尿。肾盂癌的尿脱落细胞学检查可能为阳性，而肾癌的尿脱落细胞学检查往往为阴性。通常采用CT等影像学检查可以将两者区分开来，对影像学诊断困难的，采用肾盂输尿管镜检查，可以较直观地区别两者，肾盂肿瘤可在肾盂、肾盏内看到突出肾盂黏膜表面的菜花样新生肿瘤，而肾癌如对肾盂有侵犯时，也往往只表现为肾盂受压，表面黏膜往往是正常的。

何为肾盂肿瘤？肾盂肿瘤与肾癌有何区别？

肾盂肿瘤严格意义上来说不是肾肿瘤，更不是肾癌。肾盂肿瘤是肾盂、肾盏、肾小盏等泌尿集合系统来源的肿瘤，与来源于肾实质的肾癌完全不同。肾盂肿瘤最常见的是尿路上皮癌，并且由于癌细胞容易随尿液排泄而向输尿管、膀胱等处进行播撒种植。因此，肾盂癌往往早期即可出现间歇性无痛性肉眼或镜下血尿。肾盂癌约占所有肾肿瘤的10%左右。本病多数为移行细胞癌，少数为鳞癌和腺癌，后二者约占肾盂癌的15%左右，它们的恶性程度远较移行细胞癌为高。临床所见移行细胞癌可在任何被覆有移行上皮的尿路部位先后或同时出现，因此，在诊断及处理上应视为一个整体，不能孤立地对待某一局部的移行细胞癌。

肾盂肿瘤与肾癌的区别主要有：在CT上肾癌的典型表现为多血管病灶，增强时病灶强化的比肾盂癌更为明显；肾盂癌通常位于肾中部，可向肾皮质内侵袭，而肾癌往往位于肾外周向内侵袭肾窦；肾盂癌肿瘤细胞学临床诊断检查有可能呈阳性，并有可能有输尿管、膀胱病变，而肾癌通常肿瘤细胞学临床诊断检查呈阴性，病理变化局限于肾实质，一般不会侵犯肾盂、肾盏，主要是对肾盂、肾盏的压迫影响；肾盂癌早期即有肉眼血尿，而肾癌需肿瘤侵犯肾盂、肾盏以后才见血尿；肾癌临床诊断重点依靠CT检查，而肾盂癌临床诊断重点依靠排泄性或逆行泌尿系造影检查，也可行CTU（CT尿路重建）检查。当然，肾盂肿瘤与肾癌有时很难辨别，特别是与内生性肾脏肿瘤的鉴别有时较为困难。

如何诊断肾盂肿瘤？

肾盂癌作为泌尿系统最常见的恶性肿瘤之一，因其肿瘤细胞容易随着尿液排泄，有可能种植在输尿管、膀胱甚至尿道的多发特点，特别是复发、转移的几率较高，因此，对肾盂肿瘤需要全面系统地检查，以了解肿瘤的发生部位、病灶的数目等，并要排除对侧肾脏、输尿管等处严重疾患，对治疗方案的确定是必须的。而就肾盂肿瘤的治疗方案的制定和预后来说，早期诊断最为关键。目前对肾盂肿瘤的诊断，主要包括影像学检查、尿脱落细胞学检查以及膀胱镜、肾盂输尿管镜等直观的腔镜检查等。

（1）影像学检查：B超是最简单、有效、无创的检查手段。但对诊断肾盂肿瘤来说B超的价值有限，但可以区分尿路上皮肿瘤与阴性结石。随着超声技术的发展和超声仪器性能的提高，B超对诊断尿路积水极为敏感，对病灶的定位也较准确。但如果肿瘤较大侵犯肾实质及肾周围组织时，B超难以辨别肿瘤是来源于肾实质还是集合系统，也就无法区分是肾癌还是肾盂肿瘤。而对于小于1cm的肿瘤，B超很容易出现漏诊。另外，对于肿瘤内血流不明显的肿瘤，有时很难与血块相鉴别。

尽管静脉肾盂造影是诊断上尿路病变的传统方法，但现在CT尿路造影（CTU）的应用越来越多，在诊断肾盂肿瘤上已取代传统的静脉肾盂造影。目前CTU是诊断肾盂肿瘤最敏感和最常用的影像学检查手段，具有其他影像学检查手段无法比拟的优点。CT能清楚显示病变的密度、浸润范围以及与周围脏器的关系，对肾盂癌的诊断正确率高达95%。并且在与血块、结石、重叠的肠腔气体、外部压迫、坏死脱落的肾乳头和真菌球等肾盂充盈缺损病灶的鉴别诊断上，CT扫描具有很好的应用价值和准确性。

（2）尿细胞学检查：所谓的尿细胞学检查就是希望从尿液里找到或排除是否有与肿瘤相关的细胞，从而对泌尿系肿瘤进行诊断和鉴别诊断。尿细胞学检查是诊断上尿路肿瘤的一种特异而适用的手段。但尿细胞学的检查的敏感性仍有待提高。一般情况下，尿细胞学检查的敏感性与肿瘤的分级密切相关，肿瘤分级越高、恶性度越高，其敏感性也相应地越高。为了提高尿细胞学检查结果的敏感性，可采用输尿管插管收集肾盂尿液或采用生理盐水冲洗肾盂，以增加细胞收集的量。还可以经逆行导管或输尿管镜采用刷取技术，提高细胞学检查结果的准确性和敏感性。

（3）肾盂输尿管镜检查和活检：随着腔道泌尿外科技术的迅猛发展，肾盂输尿管镜在肾盂癌的诊断中占有极其重要的地位。近年来随着输尿管镜的光学和柔性技术的不断改进，输尿管镜的成像技术越来越清晰，特别是电子输尿管软镜的发展，对有经验的泌尿外科医生来说，肾脏的集合系统几乎没有盲点可言，除了可以进行直接观察肿瘤外，同时还可以对可疑病灶进行精确的组织活检，甚至还可以进行镜下的治疗，从而大大提高了诊断的准确性。但我们也要清醒地认识到，由于输尿管镜所取标本往往较小，与最终准确的肿瘤分期之间的相关性很难确定。因此，在预测肿瘤分期方面需要联合影像学检查、肿瘤大体外观以及肿瘤分级等，这样才能进行最佳的肿瘤分期预测和治疗方案的制定。

当然对一些经肾盂输尿管镜检查活检不满意的患者，需要行经皮穿刺以对肾盂病变进行诊断或治疗。通过顺行尿路造影和肾镜可以进行肿瘤切除、活检或单纯观察。此种方法可以通过大口径的内镜，有助于肾盂内较大体积肿瘤的切除或减瘤。但要警惕有肿瘤细胞种植的可能。

此外，因为肾盂肿瘤常常合并有膀胱癌，故对确诊的肾盂肿瘤患者一定要进行膀胱镜检查以排除膀胱是否同时存在病灶的可能。

治疗篇

肾脏良性肿瘤需要治疗吗？如何治疗？

肾脏良性肿瘤占肾脏所有肿瘤的比例较小，不到20%~30%，而肾脏良性肿瘤里最常见的是肾脏血管平滑肌脂肪瘤，也称错构瘤。随着人们体检意识的提高和B超、CT等影像学检查手段的普及，越来越多的人发现肾脏长了错构瘤，并且大小不一，小到几毫米，大到十厘米以上，可以单侧发病也可以双侧多发。对肾脏错构瘤要不要治疗、如何治疗目前还没有统一意见。肾脏错构瘤是肾脏的良性病变，通常不会发生恶变和转移，但其进行性生长会破坏正常肾组织，损害肾功能。此外由于肿瘤血管不成熟，组织结构较脆，在轻微外力作用下即可发生破裂，一旦发生这种情况，绝大部分患者面临需要急诊行血管介入栓塞治疗甚至被迫切除肾脏的结局，严重时甚至会危及患者生命。因此，对其治疗，目前主张要综合考虑肿瘤的大小、是否是双侧、是否合并结节性硬化症等伴随症状、是否有出血倾向等。并且肾脏错构瘤是一种缓慢增长的良性肿瘤，因此，治疗时应尽量保留健康肾组织。目前其治疗方式有选择性肾动脉栓塞、射频消融、冷冻治疗、保留肾单位手术及药物治疗等。

（1）观察：如肾脏错构瘤体积<4cm可以不需要任何治疗，但需要密切随访观察。有些瘤体可以多年不继续增大或增长缓慢。<4cm的错构瘤往往没有任何症状，都是在体检或治疗其他疾病时无意发现的，一般每年需随访检查1次，了解肿瘤的大小、增长的速度以及是否有异常变化等；对于

>4cm的肾脏错构瘤，如无症状或有轻度症状者，需要每半年随访1次。

（2）选择性肾动脉栓塞：随着介入器械和技术的日新月异，目前肾脏错构瘤破裂出血的首选治疗方法是选择性肾动脉栓塞。选择性肾动脉栓塞可最大化地保留功能肾单位，在阻断肿瘤营养血管的同时又保持了正常肾组织的血液灌注，患者能够最大程度地获益。并且操作相对安全、创伤小，可局麻下进行，效果往往也是立竿见影，此外，选择性肾动脉栓塞与手术相比可以避免肾单位的损耗；对肿瘤的体积没有要求，特别是对巨大的肿瘤有其独特的优势；无尿瘘或尿外渗等严重手术并发症；还可以反复进行栓塞。但选择性肾动脉栓塞需要接受大量的放射照射，并且栓塞后遗留的缺血坏死的肿瘤组织容易导致感染，以及对极少部分肿瘤组织有恶变的可能，对需要手术治疗的患者来说带来了难度。

（3）冷冻治疗：近年来，随着冷冻探针的发展与应用，冷冻消融逐渐应用于肾肿瘤的治疗。冷冻探针作用于肿瘤，可直接使细胞死亡或者间接依靠融解期再灌注损伤导致肿瘤组织凝固性坏死。此种治疗方法需在B超、CT或MRI的监测下完成，常见途径有3种：开放手术、腹腔镜及经皮途径。与肾部分切除术相比，冷冻治疗能更大程度地保留有功能的肾单位，尤其能让孤立肾患者获益。虽然临床实践中依然无法在组织学上证实冷冻消融可以完全将肿瘤消融，但作为肾脏良性肿瘤，其处理方式并不是必须切除肿瘤，而是消除肿瘤的相关风险如出血。因此，冷冻治疗也是肾脏错构瘤创伤较小的方法之一。

（4）射频消融：是一种以能量为基础的消融技术，利用高频电流使组织内温度超过70℃，从而使蛋白变性、脂质溶解，细胞膜的完整性被破坏。肾肿瘤的射频消融途径有开放手术、腹腔镜及经皮穿刺途径三种。临床上应用最广泛的是CT或MRI引导的经皮途径。经皮射频消融治疗较小的肾肿瘤疗效与外科手术相当，具有并发症发生率低、住院时间短及治疗费用少等优点。特别是对不适合动脉栓塞或手术的巨大肿瘤患者，射频消融具有它独特的优势。无论是冷冻消融还是射频消融近期疗效尚可，但因目前还缺乏长期疗效评价，所以与手术相比，究竟是哪种治疗疗效最佳临床上有待进一步研究证实。

（5）保留肾脏的手术：对于肾脏错构瘤体积超过4~5cm时即有手术的治疗指征。与选择性肾动脉栓塞及冷冻、射频消融相比，保留肾脏的手术最大优点就是能够完全切除肿瘤，远期疗效好、复发率及肾功能不全发生率极低。此外还可采用吸刮技术，直视下将吸引器插入瘤体内，将脂肪成分吸尽后，创面以止血海绵填塞，甚至可以不用阻断肾脏动脉缝合创面。这种方法在不触及正常肾间质的情况下去除了肿瘤组织，最大限度地保留了肾脏组织，降低了出血和肾衰的风险。对于脂肪成分占优势、组织结构疏松的肿瘤尤其适用。目前随着腹腔镜、机器人等微创设备和技术的飞速发展，越来越多的肾脏错构瘤保留肾脏单位的手术采用腹腔镜等微创手术方式，与开放手术相比，腹腔镜等微创手术在手术时间、术中出血、热缺血时间及并发症方面与开放手术结果相似甚至比开放手术更优，同时具有手术创伤小、术野清晰、术后恢复快等优点，但对器械和术者技术的要求较高。目前主要在一些大的医院和医学中心进行。我们中心在肾脏错构瘤的手术治疗上具有自己的技术特色，我们采用腹腔镜下超选阻断肾段动脉的肾部分切除术或不阻断肾动脉的肾脏错构瘤剜除术，最大限度地保留了肾脏组织、最小程度的肾脏损伤，创伤小、恢复快。

（6）肾切除术：巨大的肾错构瘤可行肾切除；若为双侧病变要更多地考虑到肾功能的保存；少数病例可有局部及淋巴结侵犯，甚至瘤栓侵入大静脉，呈恶性行为表现，应行根治性肾切除。

（7）肾移植或血液透析：仅适用于双侧病变导致肾功能衰竭或肿瘤破裂出血而必须行双侧肾切除的患者。

肾脏血管平滑肌脂肪瘤如何治疗？

AML将如何治疗？这也是AML患者最关心的问题。AML的治疗必须考虑该病的自然病程，尤其是出血的危险。一般来说，大多数有症状的患者肿瘤较大，多数研究认为4cm是个界。小的AML多为无症状、生长缓慢、出血风险低。而当肿瘤>4cm，其生长速度加快、出血的风险也大大增加。多中心的AML和伴发结节性硬化综合征是一组特殊病例，其每年大约增长20%，而单发的AML只有每年5%的增长率。一般来说，肿瘤小于4cm且无症状的AML患者，可以按照惯例进行等待观察，每6~12个月进行影像学检查一次，并计算其增长的速度和临床症状变化情况。而较大肿瘤尤其是有症状的患者应当要积极干预，同时应结合患者的年龄、合并疾病及其他的相关因素，如育龄妇女和不能进行有效监护的患者或急症患者可以考虑更积极的治疗方法。对有症状而需要干预的小肿瘤，合并结节性硬化综合征或多发病灶的患者，或是需要保护肾功能的患者，应当采取保留肾单位的治疗，如选择性肾动脉栓塞或保留肾单位的肾部分切除术或剜除术。如果对急性或可能危及生命的出血进行手术探查的话，肾脏往往不能保住，此时一切以挽救生命为第一目标。因此，对合并内科或泌尿系疾病能导致肾功能损害的患者，选择性肾动脉栓塞可能作为首选方案。在这种情况下，选择性肾动脉栓塞对许多患者可以解除患者的危险，是行之有效的方法。

肾癌如何治疗？

肾脏一旦发现长了肿瘤，首先要明确是良性还是恶性，如果明确是肾脏恶性肿瘤或高度怀疑是肾脏恶性肿瘤，将如何治疗呢？这要取决于很多因素，包括肿瘤本身的大小、位置、恶性程度、是否有周围的侵犯、是否有远处转移等等，还要看患者的身体状况，同时也要考虑就诊医院的技术设备条件等。在临床上，要根据影像学检查结果，综合实验室检查、身体状况评估等评价临床分期，根据临床分期初步制定治疗方案。那什么是临床分期呢？又是如何进行分期的呢？

肾癌的分期主要根据肿瘤的大小、是否突破肾脏、是否侵犯肾脏周围组织脏器、是否有淋巴结或远处转移等，2010年美国癌症联合委员会（AJCC）大体上将肾癌分为：局限性肾癌（Ⅰ和Ⅱ期）；局部进展性肾癌（Ⅲ期）以及转移性肾癌（Ⅳ期）。2010年美国癌症联合委员会（AJCC）

的肿瘤（T）、淋巴结（N）、转移（M）分期及相对于的治疗推荐详见下表（表5-1）：

表5-1 2010年美国癌症联合委员会（AJCC）的肿瘤（T）、淋巴结（N）、转移（M）分期及治疗推荐表

分期		标准	推荐治疗
原发肿瘤（T）			
T_X		原发肿瘤无法评估	积极随访观察
T_0		无原发肿瘤的证据	积极随访观察
T_1		肿瘤局限于肾脏，最大径 ≤ 7cm	
	T_1a	肿瘤最大径 ≤ 4cm	保留肾单位的肾部分切除术
	T_1b	4cm<肿瘤最大径 ≤ 7cm	根治性肾切除术或保留肾单位的肾部分切除术
T_2		肿瘤局限于肾脏，最大径 >7cm	
	T_2a	7cm<肿瘤最大径 ≤ 10cm	根治性肾切除术或保留肾单位的肾部分切除术
	T_2b	肿瘤局限于肾脏，最大径 >10cm	根治性肾切除术
T_3		肿瘤侵及大静脉或肾周围组织，但未累及同侧肾上腺，也未超过肾周围筋膜	
	T_3a	肿瘤侵及肾静脉内或肾静脉分支的肾段静脉（含肌层的静脉）或侵犯肾周围脂肪和/或肾窦脂肪（肾盂旁脂肪），但是未超过肾周围筋膜	根治性肾切除术
	T_3b	肿瘤侵及横膈膜下的下腔静脉	根治性肾切除术+瘤栓取出术
	T_3c	肿瘤侵及横膈膜上的下腔静脉或侵及下腔静脉壁	根治性肾切除+瘤栓取出术
T_4		肿瘤侵透肾周筋膜，包括侵及邻近肿瘤的同侧肾上腺	姑息性肾切除术

分期		标准	推荐治疗
区域淋巴结（N）			
N_x		区域淋巴结无法评估	
N_0		没有区域淋巴结转移	
N_1		区域淋巴结转移	淋巴结清扫术
远处转移（M）			
M_0		无远处转移	
M_1		有远处转移	孤立性转移灶切除术

肾癌有哪些手术治疗方法？

目前肾癌的手术治疗手段丰富，根据手术所采用的"武器"不同，肾癌手术有传统开大刀的开放性手术、有近年来发展并已普及的腹腔镜微创手术、还有方兴未艾的"机器人"辅助的腹腔镜微创手术等等，并且还有在这些手术的基础上结合其他方法的综合治疗，如腹腔镜下射频消融术或冷冻术、术前肾动脉栓塞的肾癌根治手术等。此外，根据手术入路不同，又分为经腹腔手术、经后腹腔手术、经自然通道手术等。就腹腔镜手术来说现在又有单孔腹腔镜手术、双孔腹腔镜手术等。但不管哪种治疗方法，目的都是一个，就是要彻底切除肿瘤、尽可能保护肾脏功能，减少并发症、延长生命。

肾癌有哪些非手术治疗方法？

肾癌的治疗除了手术治疗以外还有很多的非手术治疗手段，非手术治疗主要是用于不能接受手术或术后发生远处转移的患者。包括射频消融、冷冻消融、高强度聚焦超声、介入栓塞、化疗、放疗、分子靶向药物治疗、生物免疫治疗、中医药等。

（1）射频消融：是采用导电的探针尖端产生一个球形热损伤区域。热能传导至邻近组织。当温度达到45℃时细胞失能，60℃时发生蛋白质变性，100℃时癌组织脱水而发生凝固性坏死；同时在肿瘤周围的血管组织凝固形成一个反应带，切断肿瘤血供并防止其发生转移。由于射频的热效应，坏死物质的吸收可刺激机体抗肿瘤免疫，增强机体免疫力，从而限制残留和原发肿瘤组织的生长。

射频消融主要适用于以下患者：①肾癌发生于解剖性或功能性的孤立肾者，或一侧曾行根治性肾切除术而对侧出现转移者；②双侧多发肾癌；③转移性肾癌；④肾功能不全的肾癌患者；⑤肾癌的对侧肾存在某些良性疾病，如肾结石、慢性肾盂肾炎或其他可能导致肾功能恶化的疾病（如高血压、糖尿病、肾动脉狭窄等）；⑥有微创治疗要求，不愿手术切除肿瘤者。禁忌证主要包括凝血功能障碍、近期发生的心肌梗死、不稳定型心绞痛、急性重症感染等。输尿管或肠道离消融区域<1cm时是经皮途径的禁忌，但可行腹腔镜下射频消融。

目前临床行肾癌的射频消融主要有经皮和腹腔镜两种途径。射频消融的并发症主要为出血（集合系统、肾周间隙）、尿性囊肿、输尿管损伤狭窄、肠管等邻近器官损伤、神经肌肉损伤以及皮肤热损伤等。

射频消融治疗肾癌已被证实是有效的，且并发症较少，但目前仅是作为手术治疗的一个很好的补充，长期疗效仍需长期随访观察。

（2）冷冻消融：与射频消融技术相似，冷冻消融是通过急性的组织结冰和迟发的内皮细胞损伤引起的广泛血栓形成，引起组织缺血性改变，造成不可逆的组织损伤。其适应证与禁忌证和射频消融类似。目前主要用于小肾癌的微创治疗。冷冻消融可由开放、腹腔镜及经皮途径进行，其中以腹腔镜及经皮途径占多数。腹腔镜下冷冻消融可以精确地定位肿瘤，并可在直视和使用可控超声探针的情况下监测冰球的形成，能使冰球精确地超出肿瘤边缘1cm以保证病灶的完全坏死。冷冻消融最常见的术后并发症是自限性的疼痛和穿刺点的感觉异常，以及集合系统损伤导致的漏尿、感染、内脏损伤、气胸和迟发性输尿管骨盆连接处狭窄等。

（3）分子靶向治疗：在过去十几年，非特异性免疫治疗中高剂量的白细胞介素2和干扰素（IFN-α）是治疗肾癌的一线药物，但其缓解率低，肾癌转移患者的预后极差，只有少数患者明显受益，所以对肾癌的药物治疗特别是转移性晚期肾癌的治疗，一直停滞不前。近10年来随着肿瘤分子靶向治疗的迅猛发展，转移性肾细胞癌的分子靶向治疗已取得了重大进展。分子靶向治疗顾名思义，就是针对肿瘤发生发展过程中的关键大分子，通过特异性阻断肿瘤细胞的信号传导，来控制其基因表达和改变其生物学行为，或是通过强力阻止肿瘤新生血管生成，从而抑制肿瘤细胞生长。分子靶向治疗作为一种新的治疗方法已广泛应用于临床，且在转移性肾癌的治疗中较传统的免疫治疗等方法显示出明显的优势。它的最大特点是以肿瘤细胞受体、关键基因和调控分子为靶点，选择性地抑制或杀伤肿瘤细胞而不损伤正常细胞。

从2005年索拉非尼获得美国FDA批准成为首个治疗晚期肾癌的靶向药物以来，FDA先后批准了舒尼替尼、贝伐单抗、替西罗莫司、依维莫司、帕唑帕尼、阿西替尼等多种靶向药物用于晚期肾癌的一线、二线治疗。目前，临床应用的肾癌靶向治疗药物从作用机制上主要分为两类，其一为血管内皮生长因子受体（VEGFR）抑制剂和酪氨酸激酶抑制剂（TKI），主要通过抑制肿瘤血管的发生、发展而发挥抗肿瘤作用，如索拉非尼、舒尼替尼、贝伐单抗、阿西替尼和帕唑帕尼等；其二为哺乳动物雷帕霉素靶蛋白（mTOR）抑制剂，主要通过抑制肿瘤细胞信号转导通路上的mTORC1而达到抑制肿瘤细胞分裂、促进凋亡的作用，而对血管抑制作用较弱，药物有替西罗莫司、依维莫司等。两类药物在肾细胞癌治疗的疗效及不良反应各有差异，但作用机制并非是完全独立的，大部分药物在作用机制及靶点上有相互重叠。

①索拉非尼：为一种多激酶抑制药物，能够抑制细胞内多种丝氨酸／苏氨酸激酶、Raf及其他受体酪氨酸激酶的活性而抑制肿瘤细胞增殖、生长。此外，它还可以抑制VEGFR和PDGFR等而阻断肿瘤新生血管的形成。该药物是治疗肾癌最早的靶向制剂，在美国获批准后，将其作为肾癌治疗一线药物，用于复发和由于内科或外科原因无法手术切除的Ⅳ期透明细胞

性肾癌。索拉非尼也是第一个在中国上市的靶向药物。其主要并发症是手足皮肤反应，最为常见；此外，肝转氨酶、胰淀粉酶升高、高胆红素血症、血小板减少也是十分常见的。

②舒尼替尼：作为一线治疗透明细胞为主型肾癌的分子靶向药物，是一个酪氨酸激酶受体抑制剂，其对老年转移性肾癌被认为有更好的治疗效果。对肾功能不全的患者，舒尼替尼不会增加肾毒性，其临床疗效得到验证。其不良反应有骨髓毒性、甲状腺功能下降、疲劳、高血压、手足综合征、恶心、腹泻等，要调整药物剂量，给予个体化治疗。

③依维莫司是一种口服 mTOR 抑制剂，是一线靶向药物治疗失败的二线靶向药物。无论患者一线使用舒尼替尼或索拉非尼，无论患者一线治疗的客观反应率如何，二线使用依维莫司均有效，且二线治疗的客观反应率相似。依维莫司的常见不良反应包括贫血、感染、疲劳、高血糖、高胆固醇血症、淋巴细胞减少、肺炎和口腔炎等。

晚期肾癌患者接受靶向治疗后，总生存期有明显的提高。靶向药物在转移性或者手术后的肾癌治疗中取得了巨大的成功，也取得了丰富的经验。然而，肾癌发生的机制十分复杂，单独使用一种靶向药物很难完全控制肿瘤的进展，多靶点联合阻断以提高疗效仍需要不断地研究，制定适合不同个体和肿瘤类型的靶向药物与其他治疗方式的联合应用方案，以及寻找预测疗效及不良反应的标志物并探索其作用机制，将是今后肾细胞癌分子靶向治疗的研究方向，期待靶向药物在转移性肾癌的治疗中取得更大的成功。

（4）免疫疗法：肾癌可以在自身免疫反应的作用下偶尔出现自发的显著消退。多种细胞因子已经用于转移性肾癌的治疗研究，目前除干扰素（IFN）-α 和白介素（IL）-2外，其余的细胞因子对肾癌细胞的作用均有限。IFN-α 有增强免疫和抗肿瘤血管生成的作用。IFN-α 治疗的有效率为10% ~ 15%，从使用IFN-α 到出现疗效大约需要4个月的时间，完全缓解率仅为2%，但仅有少数患者可以完全缓解超过1年时间。IL-2可同时诱导和活化人体的免疫细胞，促进干扰素、肿瘤坏死因子、白介素等细胞因子的分泌。IL-2是目前世界上唯一经过美国食品和药品监督管理局许可的用于转移性肾癌治疗的细胞因子。其有效率为15%，完全缓解率为7%。并且这些有效缓解的患者病情稳定，缓解期长。大剂量的IL-2可以改善预后，但因其较大的毒副作用和昂贵的价格，使得其并不是一种理想的治疗方案。因此，目前多采用低剂量IL-2和IFN-α的联合应用。

免疫治疗除传统的干扰素、白介素等细胞因子治疗以外，还有各种肿瘤瘤苗，如自体肿瘤瘤苗、转基因肿瘤瘤苗、肽链肿瘤瘤苗等。此外，以树突状细胞为基础的免疫治疗、过继细胞免疫治疗等都是通过激活患者的免疫系统，提高机体的特异性抗肿瘤免疫反应。然而这些免疫治疗方法效果都不理想，有的还处在实验阶段。但随着近年来免疫检查点抑制剂的问世，又给肾癌的免疫治疗带来新的希望。

（5）传统化疗：肾癌被证实是对化疗不敏感的肿瘤。至今为止，已经有多种化疗方案被试用于转移性肾癌的治疗，但尚无有效方案的报道。目前，化疗只用于一些非透明细胞癌患者或转移性透明细胞癌伴明显的肉瘤样变的患者治疗。主要的化疗药物有吉西他滨、氟尿嘧啶、卡培他滨、顺铂等。总体来说，化疗的有效率低下。

（6）放射线治疗：肾癌细胞一直被认为是对放射线不敏感，但对于转移性肾癌的远处转移灶，放射线治疗仍然可以起到缓解局部症状，改善患者生活质量的作用。如肾癌的骨转移灶，采用局部放疗可以明显缓解患者的骨转移局部疼痛症状。对肾癌的脑转移灶进行放疗，放疗后3个月左右患者的转移瘤可得到控制。今年来随着放疗技术的发展，立体定向放疗（包括γ刀、X刀、三维适形放疗、调强适形放疗等）对复发或转移病灶起到较好的控制作用，但放疗应当在有效的全身治疗基础上进行。

早期肾癌如何治疗？

所谓的早期肾癌就是局限性肾癌，是指肿瘤局限于肾脏的$T_1 \sim T_2 N_0 M_0$期肾癌，临床分期为 I 、II 期，也就是不管肿瘤大小，只要肿瘤没有突破肾脏包膜均为局限性肾癌，也就是所谓的"早期肾癌"。对这类肾癌的治疗，外科手术是首选的治疗方法。手术的方式有开放手术、腹腔镜手术以及现在越来越多的所谓"机器人"手术。根据手术的范围等，又分为根治性肾切除术、保留肾单位的肾部分切除术等。此外近些年来随着各种技术的发展，又有一些更微创的治疗方式，包括射频消融、冷冻消融、高强度聚焦超声、肾动脉栓塞等。至于对一个局限性早期肾癌患者来说这么多的治疗手段，究竟选择哪种方法呢？这要根据患者的病情、身体状况、肿瘤确切的分期、就诊医院的技术设备条件以及医生的擅长等综合考虑，选择一个最佳的、最合适的治疗方案。甚至对一些患者身体状况很差、预期寿命比较短的高龄小肾癌（<3cm）的患者还可以采用积极的检查随访而不进行任何有创的治疗手段。那不同的手术方式又有什么不同呢？

（1）根治性肾切除手术：是得到公认可能治愈肾癌的方法。对不适合行肾部分切除的Ⅰ期（$T_1N_0M_0$）肾癌患者、临床分期Ⅱ期（$T_2N_0M_0$）的肾癌患者，根治性肾切除术是首选的治疗方法。经典的根治性肾切除范围包括：肾周筋膜、肾周脂肪、患肾、同侧肾上腺、从膈肌脚至腹主动脉分叉处腹主动脉或下腔静脉旁淋巴结以及髂血管分叉以上的输尿管。近年来，对采用经典根治性肾切除术治疗肾癌的观念已经发生了部分变化，特别是对手术切除范围的变化（如选择适当病例实施保留同侧肾上腺根治性肾切除术、保留肾单位手术等）已经达成共识，治疗方式也不再是单一的开放性手术，还包括如腹腔镜手术、机器人辅助腹腔镜手术、单孔腹腔镜手术以及手助式腹腔镜手术等。开放性及腹腔镜根治性肾切除术两种手术方式的治疗效果无明显区别。两种手术方式均可选择经腹或经腰部入路，没有明确证据表明哪种手术入路更具优势。根治性肾切除术患者不常规行同侧肾上腺切除术，但在以下情况下推荐同时行同侧肾上腺切除术：术前CT检查发现肾上腺异常或术中发现同侧肾上腺异常考虑肾上腺转移或直接受侵时，建议同侧肾上腺一并切除。因为没有明确证据显示肾癌患者行区域或广泛性淋巴结切除术能提高患者的总生存时间，因此，目前不主张对局限性早期肾癌患者行区域或扩大淋巴结清扫术，除非术中可触及明显增大的淋巴结或CT扫描发现增大淋巴结时，为了明确病理分期可行肿大淋巴结切除术。

（2）保留肾单位的肾部分切除手术：根据肿瘤大小、位置、患者情况、医生经验决定是否行保留肾单位的肾部分切除手术，该手术的疗效目前被认为与根治性肾切除术的肿瘤治疗效果相当，并且可以保留部分肾脏功能，从而降低远期肾功能减退、高血压等并发症的发生率。在做保留肾单位手术时，最重要的是要完整切除肿瘤，不能有肿瘤的任何残留。保留肾单位的肾部分切除术可以采用开放手术、腹腔镜手术以及机器人辅助的手术。至于选择何种手术方式，这要取决于患者的条件、医院的设备条件以及术者的技术等，最终由患者和术者协商后共同决定。

哪些人可以行保留肾单位的手术呢？其绝对适应证有：发生于解剖性或功能性孤立肾的肾癌患者，根治性肾切除术将导致肾功能不全或尿毒症的患者，如先天性孤立肾、对侧肾功能不全或无功能者、遗传性肾癌患者以及双侧肾癌等。

相对适应证：对侧肾脏存在某些良性疾病如肾结石、慢性肾盂肾炎或其他可能导致肾功能恶化的疾病（如高血压、糖尿病、肾动脉狭窄等）患者来说，也强烈建议行保留肾单位的肾部分切除术。

可选择适应证：对侧肾功能正常，临床分期早、肿瘤体积小于4cm，肿瘤位于肾脏周边、单发的无症状肾癌患者，甚至对一些肿瘤体积小于7cm的患者也可以选择保留肾单位手术。

（3）肾动脉栓塞：对一些不能耐受手术治疗但伴有严重的血尿、腰痛患者，肾动脉栓塞只是作为缓解症状的一种姑息性治疗方法。

（4）其他治疗：包括射频消融、冷冻消融、高强度聚焦超声、微波消融等，可以用于不能耐受手术或不合适手术的小肾癌患者的治疗，但应慎重选择适应证：包括不适于外科手术者、需尽可能保留肾脏组织者、有全身麻醉禁忌者、有严重合并症、肾功能不全者、遗传性肾癌、双肾肾癌、肿瘤最大径<4cm（特别是≤3cm）且位于肾周边的肾癌患者。在治疗前常规行肿瘤穿刺活检以明确病理。

对局限性早期肾癌来说，术后一般不需要后续治疗，术后辅助的免疫治疗、靶向药物治疗以及放化疗均不能降低复发率和转移率。而对于祖国医学中医治疗，目前更是没有任何证据对早期肾癌的术后复发和转移有益。因此，对早期肾癌的术后处理，最重要的是定期复查、密切随访。

局部进展性肾癌如何治疗？

所谓局部进展性肾癌是指伴有区域淋巴结转移或（和）肾静脉瘤栓或（和）下腔静脉瘤栓或（和）肿瘤侵及肾周脂肪组织或（和）肾窦脂肪组织（但未超过肾周筋膜），无远处转移的肾癌。也就是临床Ⅲ期的肿瘤（$T_{1\sim2}N_1M_0$，$T_3N_{0\sim1}M_0$），也称"局部晚期肾癌"。

对局部进展性肾癌的首选治疗方法是根治性肾切除术，而对转移的淋巴结或血栓需根据病变程度、患者的身体状况等因素选择是否一并或分期切除。对这类肾癌患者术后的治疗尚无标准的辅助治疗方案。肾癌属于对放射线不敏感的肿瘤，单纯放疗不能取得较好效果。术前放疗一般较少采用，不推荐术后对瘤床进行常规放疗，但对未能彻底切除干净的Ⅲ期肾癌可选择放疗或参照转移性肾癌的治疗。多种靶向药物的辅助、新辅助治疗及免疫治疗尚在进一步研究中。

晚期肾癌还能手术吗？

所谓晚期肾癌是指出现远处转移的肾癌，临床分期Ⅳ期。对晚期肾癌的治疗应采用综合治疗，目前尚无统一的治疗方案。能不能手术、需不需要手术还是要根据局部肿瘤的情况、患者的全身状况以及远处转移灶的情况等综合考虑后做出决定。对晚期肾癌的手术要清醒地认识到，手术只是晚期肾癌的辅助治疗手段，不能达到完全切除肿瘤的根治效果。当然，随着外科技术的发展、特别是腹腔镜、"机器人"为代表的微创技术设备的进步，以往认为不能切除的肿瘤，现在也是可以切除，甚至有少数患者通过外科手术可以达到根治而获得较长期的生存。晚期肾癌的手术治疗包括两部分：肾脏原发病灶的手术治疗以及转移病灶的手术治疗。

（1）原发病灶的减瘤手术：对年轻、身体状况良好、低危患者应首选外科手术。对肾肿瘤引起的严重血尿、疼痛等症状患者可选择姑息性肾切除术、肾动脉栓塞以缓解症状，提高生存质量。但转移性肾癌手术的手术死亡率较高，应在有经验的综合性大医院进行为好。

（2）转移灶的手术治疗：对根治性肾切除术后出现的孤立性转移瘤以及肾癌伴发孤立性转移、体能状态良好的患者可选择外科手术治疗。对伴发转移的患者，可视患者的身体状况，转移灶切除手术与肾脏手术同时进行或分期进行。转移灶的手术适应证很难界定和选择。目前转移灶的切除主要推荐用于免疫治疗效果较差的患者。肾癌的转移多发生在肺，肺转移瘤患者手术后 5 年生存率较高。肾癌骨转移患者的治疗应采用综合治疗，骨转移最有效的治疗方法就是应用手术方法切除转移灶。对可切除的原发病灶或已被切除原发病灶伴单一骨转移病变（不合并其他转移病灶）的患者，应进行积极的外科治疗。承重骨骨转移伴有骨折风险的患者推荐首选手术治疗，可采用预防性内固定术等方法以避免骨事件的发生。已出现病理性骨折或脊髓的压迫症状符合下列 3 个条件者也推荐首选手术治疗：①预计患者存活期>3 个月；②体能状态良好；③术后能改善患者的生活质量，有助于接受放、化疗和护理。其他，肝、胰转移者切除转移灶可延长总生存期，且完整切除肝转移灶比部分切除肝转移灶有更好的生存优势。由此可见，对于晚期肾癌来说，不但原发灶可以考虑减瘤手术，对转移灶特别是孤立性的转移灶，手术往往能取得不错的临床效果。

肾癌手术后还需要其他的治疗吗？

肾癌手术后是否需要其他的治疗，这要取决于肾癌的临床与病理分期，对于早期肾癌来说，手术后的后续治疗往往不需要，只是需要密切随访观察、定期检查，以早期发现复发或转移。而对中晚期肾癌来说，术后的综合治疗尤为重要，这其中主要包括分子靶向药物治疗、细胞因子等免疫治疗以及放化疗等。以往中、高剂量的IFN-α或（和）IL-2一直作为转移性肾癌标准的一线治疗方案。但是，细胞因子治疗的客观反应率仅为5%~27%，只有3~5个月的疾病无进展效果，使大多数晚期转移性肾癌患者不能获得满意疗效。此后随着分子靶向药物的问世，大大提高了晚期肾癌的愈合。自2006年起国内外开始将分子靶向药物（索拉菲尼、舒尼替尼、替西罗莫斯、贝伐珠单抗联合干扰素-α、帕唑帕尼、依维莫斯、阿昔替尼等）作为转移性肾癌的一、二线治疗用药，从而大大延长了晚期肾癌的寿命。

如何治疗囊性肾癌？

囊性肾癌病理分期分级低，手术治疗效果满意，预后佳，90%病例生存期大于15年。因此对于囊性肾癌，若诊断明确，应行根治性肾切除；对可疑者应行手术探查，术中不宜选择单纯囊肿占位剜除或肾切除，应将囊性肿块及其周围部分肾组织切除进行病理检查，一旦病理证实为囊性肾癌，则行根治性肾切除。对直径小于4cm的局限性肾癌临床上推荐行保留肾单位手术，可以达到根治手术同样的疗效。囊性肾癌预后较好。

腹腔镜、机器人等微创手术和传统的开刀效果一样吗？

肾癌的腹腔镜、机器人等微创手术相对于开放手术而言，无论是肾癌根治术还是保留肾单位的手术，其治疗原则、手术切除范围等完全一致，只是对于腹腔镜、机器人等微创手术来说，手术更加精细、更加精准，并且对患者的损伤也更小、术后的恢复也更快，大大减少了手术的并发症，患者的住院时间、术后康复时间等也都大大缩短。并且对一些以往开放手术认为是手术禁忌的肿瘤，通过腹腔镜、机器人等微创技术可以完成肿瘤切除手术。而在肿瘤的治疗效果上，腹腔镜、机器人等微创手术与开放手术相比完全相同。

介入栓塞在肾癌的治疗中有什么作用？

介入栓塞是指通过经皮穿刺选择性肾动脉插管，注入栓塞物质，使动脉闭塞，从而达到治疗的目的。主要作用：①栓塞后肿瘤发生广泛坏死，肿瘤缩小，为手术创造条件，使术中出血少，容易分离肿瘤和缩短手术时间；②减少肿瘤细胞播散；③对于难以切除的巨大肿瘤，栓塞后可以增加手术切除的机会；④姑息性栓塞治疗，可控制和缓解患者的症状；⑤激活宿主的免疫机制等。

对于不能耐受手术治疗的但伴有严重血尿、腰痛的患者，肾动脉栓塞可以作为缓解症状的一种姑息性治疗方法。但对于术前的肾动脉栓塞其实并不能延长患者的生存期、减少术中出血以及降低手术后并发症等。因此对于肾动脉栓塞在肾癌中的应用要慎重。当然，随着介入技术的发展，对一些合并腔静脉瘤栓、巨大肾肿瘤患者术前给予肾动脉栓塞，确实可以起到降低手术难度、减少术中出血及并发症的发生。另外，还可以对一些需要行保留肾单位的肾部分切除术的复杂性肾肿瘤患者，术前行超选择性供应肿瘤血管的栓塞，可降低手术难度、提高保留肾脏的机会，从而获得较大的益处。

如何治疗合并心脏病、糖尿病的肾癌患者？

随着生活水平的提高和人均寿命的延长，心脏病、糖尿病已经成为常见的内科疾病。有的人可能患有其中一种，有的人可能兼而有之。那么，如果肾癌患者合并有心脏病、糖尿病，该如何治疗呢？首先，必须明确肾癌是恶性肿瘤，应该尽早手术治疗以争取好的疗效。其次，应该进行心脏功能评级，心电图和心脏超声检查，以排除手术禁忌。如果心功能很差不能耐受手术的，强行手术会立刻给患者带来生命危险，可以考虑非手术治疗，包括射频消融、冷冻消融、介入栓塞等，也可考虑分子靶向药物治疗。对心功能正常者，应在心内科、内分泌科等科室的全力配合、保驾护航下尽早手术治疗。对于糖尿病患者来说，只要把血糖控制在正常范围或略高于正常范围，都可以手术治疗。顽固性高血糖者，可以在内分泌科医师和麻醉医师的配合下进行手术治疗。因此，对于患有肾癌的心脏病、糖尿病等高危患者来说，要权衡利弊，充分评估患者的心肺功能，明确患者是否能耐受得了手术，如能手术还是尽量以手术治疗为主。但对一些患者确实不能耐受手术、耐受麻醉，也要积极给予一些非手术的治疗手段，控制肿瘤。当然，对任何一种治疗方案都要与患者及其家属充分沟通，医患共同制定治疗方案。

下腔静脉、肾静脉有癌栓的患者可以进行手术吗？

根据临床分期，如肾癌患者发现有下腔静脉、肾静脉癌栓，表明已经是肿瘤的中晚期。肾癌合并下腔静脉癌栓的发生率比例并不低，约占4%～10%。但只要全身检查没有发现有肺转移、骨转移等转移病灶，而且全身一般情况良好，能耐受手术者，还是应该积极考虑手术治疗。外科手术完全切除肿瘤和癌栓被认为是唯一可达到治愈的方法。这类手术对医生来讲具有更大的风险和挑战。外科治疗的关键在于术前准确评估下腔静脉内癌栓的延伸程度，手术方式取决于癌栓分级及是否侵犯下腔静脉壁，预防癌栓脱落的关键措施是在癌栓近端阻断下腔静脉和完整取出癌栓。彩色多普勒、CT、磁共振等对评估下腔静脉和肾静脉癌栓及其分级有较高的准确性。并且随着影像学技术的发展，术中可以通过腔内B超更精确的定位癌栓的位置。此外，随着腹腔镜、机器人等技术的发展，越来越多的静脉癌栓手术可以通过微创手术得以完成，从而大大减少了患者的创伤。

孤立肾得了肾癌怎么办？

一个肾脏，又叫孤立肾或独肾。可以是先天性的，生来就是一个肾脏；也可以是后天性由于疾病或外伤导致一侧肾脏切除，只剩下另外一侧肾脏。

这样的独肾肾癌患者治疗比较麻烦。因为切除了这个独肾，患者今后必须要进行血液透析治疗或者肾脏移植手术才能挽救生命，而如果不切除肾脏，肿瘤也会危及生命健康。这的确是个矛盾。那么，独肾肾癌患者到底应该怎么办呢？鉴于独肾患者的特殊情况，原则上我们应该做保留肾单位肾部分切除术，这样可以在切除肿瘤的同时最大限度的保留患者的肾功能，改善患者的生活质量。如果肿瘤太大或位置在肾脏中部靠近大血管处，不能做保留肾脏的手术，必须切除肾脏时，就要做好血液透析或腹膜透析的准备，有可能的话，将来还可以做肾脏移植手术。

因此，对孤立肾来说，保留肾单位的肾部分切除术是其绝对适应证。对孤立肾的肾癌手术，术前一定要充分评估肿瘤的性质，明确诊断，必要时可通过肾穿刺活检以明确肿瘤的良恶性。要行CT等检查了解肿瘤的位置、大小以及与肾蒂血管、肾盂肾盏、输尿管等集合系统的关系等。并根据术者的技术特点，采用最成熟、最有把握的手术方式。不管是开放手术、还是腹腔镜、机器人手术，手术的最终目标是完整切除肿瘤、最大限度保留肾脏功能。对我们中心来说，腹腔镜技术已十分成熟，目前对孤立肾肾癌的手术主要采用腹腔镜下肾部分切除术。此外，我们还对孤立肾多发肿瘤的患者，独创了腹腔镜下"序贯"超选阻断分支肾动脉肾部分切除术治疗孤立肾多发肿瘤，从而最大限度地保留了肾脏的功能，具有手术创伤小、并发症少、术后恢复快等优点。

肾盂癌如何治疗？

肾盂癌是来源于尿路移行上皮的肿瘤，其与肾癌是完全不同的肿瘤。相对于肾癌来说，肾盂癌诊断与治疗更为复杂，预后也相对较差。因此，一旦诊断明确应积极进行治疗。肾盂癌的治疗应根据肿瘤的分期和分级，采用不同的治疗方案。

（1）手术治疗：根治性肾输尿管全切除术是传统的基本的治疗方法，也称半尿路切除术。是肾盂癌的主要手术方法，对低中分化的肿瘤的治疗效果较好，而对高分期的肿瘤预后不良。开放或腹腔镜、机器人手术均可采用，也可采用腹腔镜联合开放的手术方式。手术切除的范围包括患肾、输尿管全长及输尿管开口处的膀胱壁。如果保留一段输尿管或其开口处的膀胱壁，肿瘤在残留输尿管或其开口处的复发率可高达33%~75%。如果肿瘤位置接近肾上极或有侵犯肾上腺的表现（术前影像学或术中发现），须同时切除同侧肾上腺。术中不要离断输尿管，以免肿瘤播散。肾输尿管切除的同时，一般要行淋巴结清扫术，淋巴清扫的范围主要包括肾门淋巴结、邻近的腹主动脉旁和腔静脉旁淋巴结。虽然根治性肾输尿管切除术可以有效提高患者的5年生存率，尤其是对高级别浸润性病变的患者，但如果患者已经出现局部或远处转移，则手术效果相对较差。

（2）保留肾单位手术：肾盂癌往往难以实施保留肾单位手术，仅适用于孤立肾、双侧病变或肾功能减退者，尽可能保留原有肾功能，但由于肾盂空间狭小，并且存在多灶性的风险，往往效果不佳，其术后复发率较高，因此保守手术的选择应十分慎重。虽然肾盂肿瘤的肾部分切除术大都被内镜下切除术所替代，但在少见的情况下，如孤立肾的大体积局限性肿瘤和双侧同时发生肿瘤的患者，可以行开放性保留肾单位手术。此外，由于手术时肿瘤细胞很容易溢出而发生种植转移的可能，因此位于肾盂的肿瘤不建议采用腹腔镜肾部分切除术。保留肾单位的手术后，同侧肿瘤复发的危险性明显增高，并且这一危险性与所切除肿瘤的范围和分级密切相关，1级复发率10%、2级复发率30%、3级复发率60%。因此，即便患者可能需要接受透析治疗，对于高级别、肌层浸润、局限于器官内的肿瘤，最适宜的治疗方式还是肾输尿管切除术。

（3）内镜治疗：主要用于孤立肾、双侧病变及肾功能减退者。可采用输尿管软/硬镜下切除术或经皮肾镜下肿瘤切除术。内镜治疗对低分级低分期的肿瘤效果较好。而对高分级肿瘤，即使浸润深度不深，由于肾盂壁又较薄，很容易发生穿孔和严重的出血，或者周围组织存在异常增生或原位癌，往往切除不彻底，并发症又多，所以对高级别、高分期的患者内镜治疗要尽量避免。只有对于那些因有严重并发症或孤立肾肾盂癌或肾功能不全而接受开放或腹腔镜手术具有高危风险的患者，肾切除术后可能导致肾功能不全或需要透析治疗的患者，可通过重复内镜下肿瘤切除、局部免疫治疗或化疗而达到较为满意的效果。如患者健侧肾功能正常，一般不主张内镜治疗，除非肿瘤体积小、单发、分级低的病例，并且有条件行密切随访的患者才考虑内镜治疗。

（4）化疗：对于保肾的患者可考虑腔内化疗，以有效地降低肿瘤的复发。主要适用于肾功能不良和双侧多发浅表性肿瘤、原位癌以及局部切除术后的辅助治疗。可以通过经皮穿刺置管、逆行输尿管插管等灌注化疗药物。可选择的药物有卡介苗（BCG）、丝裂霉素、吡柔比星、表柔比星、吉西他滨等。主要的并发症为感染甚至发生败血症、肾盂输尿管纤维化和梗阻等。对晚期患者可行全身化疗，化疗的方案有吉西他滨+顺铂方案、甲氨蝶呤+长春新碱+阿霉素+顺铂方案。但对晚期患者来说，总的全身化疗效果不理想。

（5）放射治疗：在高级别的浸润性肾盂癌患者，可于术后配合放疗。局部放疗可以降低局部肿瘤的复发率，提高生存率。对骨转移灶的局部放疗可以达到减轻疼痛的目的。

（6）动脉栓塞：对存在难以治疗的转移灶或其他疾病不适于手术切除的肾盂癌患者，动脉栓塞可以减轻症状并延缓肿瘤发展，但对严重血尿的肾盂癌患者，动脉栓塞的效果往往不佳。

预防保健篇

肾癌术后如何进行随访?

肾癌手术成功只是慢慢康复路上的第一步,虽然手术很重要,其实术后的随访更重要,通过随访检查来明确是否有复发、转移和新生肿瘤。目前尚不能确定最经济、合理的随访内容和随访时限,随访可结合当地医疗条件、患者病情和实际情况等制定规律的随访内容:

第一次随访一般在术后4~6周进行,主要评估肾脏功能、术后恢复状况以及有无手术并发症。对行保留肾单位的肾部分切除术的患者术后4~6周还应行肾CT或磁共振扫描,了解肾脏形态等变化,为今后的复查建立参照对比,因此术后第一次检查很重要。

常规随访内容包括:①病史询问;②体格检查;③血常规、尿常规、肝肾功能以及术前有异常的一些生化指标均要复查。如术前血碱性磷酸酶异常,通常需要进一步复查,因为复发或持续的碱性磷酸酶异常通常提示有远处转移或有肿瘤残留。如果有碱性磷酸酶异常升高或(和)有骨转移症状如骨痛,需要进行骨扫描检查。碱性磷酸酶升高也可能是肝转移或副瘤综合征的表现;④X线检查:首选胸部CT扫描检查或正、侧位胸部X片;⑤腹部超声波检查。腹部超声波检查发现异常的患者、肾部分切除术患者以及Ⅲ-Ⅳ期肾癌手术后患者,均需行腹部CT扫描检查,可每6个月1次,连续2年,以后视具体情况而定。

不同分期的肾癌患者随访时限也不一样,总得来说分期越晚随访的频率越高、时限越长：①T_1~T_2：每3~6个月随访一次，连续3年，以后每年随访一次；②T_3~T_4：每3个月随访一次连续2年，第3年每6个月随访一次，以后每年随访一次；③VHL综合征治疗后：应每6个月进行腹部和头部CT扫描1次。每年进行一次中枢神经系统的MRI检查，尿儿茶酚胺测定，眼科和听力检查；④晚期肾癌行靶向治疗后的随访：每4~6周随访一次，每6~8周行CT扫描，随访方案应根据患者一般情况、服药时间、剂量、毒副作用等因素适当调整内容和频率。肾癌治疗后的随访方案应强调个体化，对低危患者可延长随访检查时间间隔及减少检查项目，术后5年内每年进行1次胸部CT扫描，并在术后24个月和48个月时进行腹部CT检查。对高危患者则需进行重点监测，而对于区域淋巴结转移的患者，术后3、6、12、18、24和36个月时需进行胸部和腹部CT检查，随后每年均需进行检查。具体可参考下表。

表6-1　肾癌术后随访表

风险程度	治疗	随访						
		6个月	1年	2年	3年	4年	5年	5年后
低	肾根治或肾部分切除术	超声	CT	超声	CT	超声	CT	暂停
中	肾根治或肾部分切除术/射频/冷冻消融	CT	超声	CT	超声	CT	CT	每2年1次CT
高	肾根治或肾部分切除术/射频/冷冻消融	CT	CT	CT	CT	CT	CT	每2年1次CT

肾癌术后饮食有哪些需要注意的？

肾癌术后并非万事大吉，切勿忽视肾癌的术后防治，在饮食和生活起居上也要多加注意。肾癌患者饮食原则有以下方面：

（1）选择食物要多样化，提供丰富的营养，多吃新鲜蔬菜和水果。多吃淀粉类食物，包括充分的热量、数量充足的优质蛋白质和维生素A、B_1、

B_2、C等的供给。做到合理搭配；食用具有分解致癌物——亚硝酸胺作用的食物如胡萝卜、豌豆等，以及具有增强机体抗癌作用的食物如蘑菇、香菇等。

（2）忌食发霉、腥辣食品、煎炸食物。少食烫食、盐渍食物，不要酗酒、吸烟，养成良好的生活习惯。

（3）低盐饮食，食用清淡易消化食物。

（4）对肾功能下降或不全者，要优质低蛋白饮食，如牛奶、鱼、瘦肉等，成人每天摄入量约60g左右，而且以动物蛋白为主。低盐饮食，一般每日摄入约为1~3g，无糖尿病者，适当增加糖类摄入，保证能量充足，减轻负平衡。应多食淀粉类，以保证足够的热量，要保持水的出入量平衡。要低盐、低脂、低蛋白、低磷、低钾、高维生素饮食。应忌以下食物：蛋清、动物内脏、小米、食用菌、紫菜、豆制品、茶、橘子、瓜子、花生、香蕉；严禁用植物油。

（5）糖尿病患者，要多饮水，要保持足够的尿量，应禁食扁豆、菠菜、茶、咖啡、动物内脏等。要做到定时、定量、定餐饮食，避免血糖波动幅度过大。

（6）避免使用损害肾脏的药物：包括各种抗生素，如庆大霉素、链霉素等磺胺类抗生素、半合成青霉素、第一代头孢菌素、四环素类、多黏菌素、两性霉素B、万古霉素等；非甾体类抗炎药物：包括阿司匹林、布洛芬、保泰松、萘普生、吲哚美辛、吡罗昔康等；含碘造影剂；抗肿瘤药物：包括顺铂、甲氨蝶呤、亚硝基脲类以及分子靶向药物等；利尿剂：包括渗透性利尿剂及呋塞米；中草药：主要有马兜铃、木通、防己、厚朴、细辛、益母草等；其他药物：如青霉胺、卡托普利、避孕药、环孢素、肾上腺素等。特别是对术后肾功能减退的患者，在使用药物时更要注意药物的毒副作用，以及合并用药时的毒性。

肾癌根治术后可以与正常人一样生活吗？

肾癌根治性切除术后，很多患者都很担心，剩下的一个肾脏能否维持身体的基本需要，能否和正常人一样生活？众所周知，肾脏是人体的重要器官之一，身体内的有害物质大部分通过肾脏排泄出体外。所以，切除了一个肾脏的患者有这样的担忧是情有可原的。在这里，我们要告诉大家，一个人有2个肾脏，其中一个肾脏的1/3的功能就可以满足一个人的日常生理需求。所以切除一个肾脏对人体的正常生活、工作是没有影响的，人可以和正常人从事一样的工作，可以参加体力劳动，可以做家务、外出旅游，当然也可以过夫妻生活。但对于肾癌患者，要生活规律，注意避免过度劳累，避免熬夜等。平时可以适当参加运动，但要适可而止，不可运动过量。

如何保持肾癌患者的心理健康？

肾癌本身会引发许多常见的心理问题，如焦虑、抑郁、恐惧、担忧等，它可能贯穿疾病的始终。患者在确定自己患癌症后，大多会经历体验期（震惊）、怀疑期（拒绝接受事实）、恐惧期、幻想期、绝望期和平静期6个阶段。帮助肾癌患者走出疾病阴影，需要4方面共同努力：第一，家庭成员尤其是配偶的存在，对患者的心理健康水平和生活质量有正面影响，给患者被支持的感觉。因此，应在患者面前保持良好心境，多体谅、多理解患者，共同创造温馨的家庭气氛；其次，朋友和同事多陪伴患者，多与患者交流，也能让患者充分感受到关怀支持；再次，医护人员可应用健康教育的手段，让患者正确了解疾病性质、可选择的治疗方法、治疗后可能带来的问题，从而使患者积极地配合治疗；最后，病友团体间的相互扶持，也是鼓舞斗志、克服悲观情绪的关键，我们建议肾癌患者可参加癌症俱乐部，从他人处汲取对抗疾病的经验。患者要有积极的心态，勇敢地面对，并且保持乐观向上的心情，不逃避、不惧怕，相信一定能战胜病魔。

"只有心理平衡，生理才能平衡"。肾癌患者要学会自我调整心态，可以通过多参加户外活动，多参加集体活动，来缓解心理压力和打发时间，千万不要待在家里，那样免不了就会胡思乱想对康复没有任何好处。还可以找一件自己最喜欢的事做，让自己有所寄托，并从中找到快乐，也可以让你没什么杂念。此外，要对什么事看开一点，不要钻牛角尖，不和别人攀比，无忧才能无虑，知足才能长乐，长乐才能长寿。当然对自己的病情要有积极的心态，既不要过分关注，也不能不管不问任其发展，要注重定期随访和复查，要与你的主治医生建立起良好的信任关系。对自己的病情不要过分纠结，不要老是问自己"为什么生病的是我"，要一切向前看。与你的主治医生共同面对，积极应对病情的变化。

为什么肾盂癌手术后要复查膀胱镜？

肾盂的上皮与输尿管、膀胱上皮一样，均为移行性上皮细胞，来源于同一胚胎结构，均是尿液流经的腔道，同受尿液中致癌物质的刺激。因此肾盂癌与输尿管、膀胱癌一样，主要是移行细胞癌为主。癌未扩散时，预后好，可经手术完全切除。而它们的上皮都是移行性上皮细胞，从而有引发膀胱癌的危险。定期膀胱镜检查可以早期发现膀胱癌，从而达到早期治疗的目的。所以肾盂癌术后需要定期膀胱镜检查。一般每3个月1次。

肾盂癌术后如何随访？

由于尿路上皮癌具有多中心复发的倾向，因此定期随访至关重要，并且应特别注意其余尿路上皮器官发生肿瘤的可能性。常规的术后评估应包括整个膀胱、对侧泌尿道以及保留肾单位治疗患者的同侧泌尿道，以及泌尿系统以外可能发生转移的器官。术后1年内每3个月随访一次，内容包括查体、尿常规、尿脱落细胞学检查以及膀胱镜，其中尿脱落细胞学检查对发现肿瘤复发，特别是高级别肿瘤，有一定帮助。此外，由于有大约1%~4%的患者可出现双侧病变，所以需要同时行IVU或逆行尿路造影以评估同侧和对侧的尿路情况，目前认为CTU比IVU、逆行造影的敏感性更高，并且没有增加放射剂量，所以已逐步取代IVU。B超和CT可对肿瘤和隐性结石进行鉴别。如发现充盈缺损病灶，则需要进一步输尿管镜检查，特别是对保留肾单位手术的患者，必须高度重视任何可能的病变。检查的频率取决于肿瘤的分级、分期，一般情况下，术后2~3年内每半年进行一次检查，之后可每年一次。此外，还应行胸腹部CT、肝肾功能、骨扫描等检查，以评估有无远处转移。

徐东亮

第二部分　肾囊肿

◆ 什么是肾囊肿？肾囊肿有哪些种类？

◆ 肾囊肿对人体有什么危害呢？

◆ 肾囊肿能通过吃药消退吗？

◆ 肾囊肿会恶变吗？什么情况下要考虑肾囊肿恶变了？

◆ 多囊肾是遗传病吗？

◆ ……

常识病因篇

什么是肾囊肿？肾囊肿有哪些种类？

肾囊肿是肾脏表面或者内部出现的与外界不相通的囊性病变。按病因分类，肾囊肿有先天性和后天性两种。先天性又称遗传性肾囊肿，常见的有多囊肾、髓质海绵肾和多囊性肾发育不良等。后天性的有单纯性肾囊肿、肾盂旁囊肿和获得性囊性肾病，后者多见于尿毒症和长期透析患者。临床中以单纯性肾囊肿最为常见。

肾囊肿对人体有什么危害呢？

体积较小的肾囊肿正常时人体是感觉不到的，较大的囊肿（直径超过5cm）会压迫正常的肾脏组织，导致肾功能的损伤。还有一部分位于肾盂旁的囊肿，会引起患者肾脏积水，引起腰痛、腰胀等不适感觉。当肾囊肿发生感染、出血，或者在外力作用下破裂时，都会引起患者腰背部疼痛，危及健康。所以需要重视肾囊肿，尤其是体积较大的囊肿，需要定期到医院复查。

肾囊肿能通过吃药消退吗？

目前的医学水平还没有治疗肾囊肿的特效药物。对于小的肾囊肿，无症状时不需要做任何治疗，但要定期复查，观察囊肿是否继续增大。由于感染是促进囊肿体积增大、性质发生改变的原因，所以如有感染发生，可以适当抗感染治疗。还可以考虑适当使用中药调理治疗。服药期间要定期复查B超，观察囊肿的大小变化，必要时手术治疗。

肾囊肿会恶变吗？什么情况下要考虑肾囊肿恶变了？

单纯肾囊肿恶变的几率极小。但是如果是复杂性囊肿，囊壁不光滑，囊腔内出现了软组织影，需要考虑囊肿是否有恶性改变。对于复杂性囊肿，根据CT或MRI影像学检查可以分为以下几级（Bosniak分级）：Ⅰ级：单纯良性囊肿，没有分隔、钙化。囊内为单纯囊液，CT值为水样密度，没有强化；Ⅱ级：良性囊肿，有少量分隔，囊壁有小钙化。CT无强化；Ⅲ级：不能定性的囊性肿物，囊壁或分隔较厚，CT有强化；Ⅳ级：恶性囊性肿物，有强化的软组织。当患者肾囊肿的影像学符合Bosniak分级Ⅲ级以上时，应该考虑肾囊肿恶变了。

多囊肾是遗传病吗？

多囊肾一般是遗传病。包括常染色体显性遗传多囊肾病（ADPKD）亦称多囊肾（成人型）和常染色体隐性遗传多囊肾病（ARPKD）亦称多囊肾（婴儿型）。

成人型多囊肾是遗传病吗？

多囊肾一般是常染色体显性遗传病。起因于编码多囊蛋白的PKD1和PKD2基因突变。囊肿发育的遗传机制上，有"二次打击"即体细胞的正常PKD等位基因突变，这点解释了为何ADPKD发病较晚。有近100%的外显率。虽然是一遗传性疾病，影响到肾的每一个细胞，但囊肿仅涉及1%~2%的肾单位或集合管；这一现象支持"二次打击"假说，或必须发生异常等位基因的突变。5%~8% 的病例无家族史，是基因自发突变的结果。

多囊肾（成人型）会导致癌变吗？

常染色体是显性遗传多囊肾的肾细胞癌（RCC）发生概率是1%~5%。

除了肾脏，多囊肾（成人型）会有其他器官病变表现吗？

肝囊肿是最常见的肾外表现。肝囊肿发生率随年龄增加（30岁为20%；60岁后为75%）并可导致慢性疼痛。虽然囊肿可广泛累及肝脏，但肝功能不受影响。其他肾外病变包括：心瓣膜病，憩室病，脑动脉瘤，胰腺囊肿，精囊囊肿等。

婴儿多囊肾严重吗？

婴儿多囊肾一般是常染色体隐性遗传多囊肾病（ARPKD），同时影响肾脏和肝脏发育（门脉系统发育不全）。新生儿死亡率高，许多幸存个体，除双肾多发Ⅱ类囊肿及肾衰表现外，常以门脉高压为突出症状。

妊娠对多囊肾有无影响？

虽然多囊肾早期女性可以妊娠并成功分娩，但有研究认为妊娠增加肾脏负担，加重已出现的症状，也可诱发潜在的症状。应告戒患者勿生育，避免遗传给孩子。

多囊肾会不会单侧出现？

单侧成人型多囊肾这一概念，意见尚不统一。一个遗传性疾病只累及一侧肾脏是难以想象的。尽管有些"单侧"多囊肾患者，经动脉造影CT检查没有发现对侧肾脏有任何囊肿，但未经组织学检查亦不能排除对侧肾脏有囊肿存在的可能性，某些"单侧多囊肾"，在切除患肾后经过许多年才发现对侧肾脏增大为多囊肾。有人认为"单侧"多囊肾实际是多囊性肾发育异常。总之，单侧成人多囊肾之名称尚有争论，且甚少见。

如何早期发现儿童多囊肾？

儿童多囊肾早期症状是腹部包块或摸到肾脏（在成人中最早、最常见的症状是疼痛）。高血压也是儿童多囊肾的常见症状。年龄较大的孩子肌酐可以升高。

多房性肾囊肿是什么疾病？

这是一种不常见的良性肿瘤，也称多房性囊性肾瘤或多囊性肾瘤。无家族史，不伴有其他异常。通常是单侧性的，囊肿局限于肾脏之一部分，未受累区之肾脏是正常的。多房性的间隔内找不到肾组织。囊肿和肾盂不相通，各小房之间也不相通。有时与肾胚胎瘤难以鉴别。术前可作B超、肾动脉造影、囊肿穿刺造影。术中应作活检，如确定为多房性肾囊肿，可只去除囊肿而不切除肾脏。但有人认为多房性肾囊肿是分化较好的肾胚胎瘤，其不同仅在于成熟程度不同，故应切除患肾。

肾囊肿包括哪些疾病？ 一般常见的肾囊肿是哪一种？

肾囊肿这个提法事实上并不准确，区别于肾脏的实性病变，囊性病变是指肾脏病变为囊性，囊性内容物常为清亮的浆液性液体。肾脏的囊性病变又可以分为：单纯性肾囊肿，复杂性肾囊肿，囊性肾癌，遗传性多囊性肾病（俗称多囊肾）等。一般提及的肾囊肿大多数情况下指的是单纯性肾囊肿，由于每种类型的肾脏囊性病变治疗和预后都有所不同，所以，每位患者都必须明白自己的肾囊肿是哪种类型的，不能一概而论。

肾囊肿是恶性肿瘤吗？发病率高吗？

肾脏的囊性病变既可以是良性的，也可以是恶性的。最为常见的是单纯性肾囊肿，也是肾脏最常见的良性病变，可以为单侧或双侧，一个或多个，直径一般2cm左右，也有直径达10cm的囊肿，多发于男性。随着年龄的增长，发病率越来越高，50岁以上人群中其发病率可达50%。通常情况下，单纯性肾囊肿不会恶变，但有少数的肾囊肿患者表现为复杂性的肾囊肿，甚至是囊性肾癌，即肾脏囊性改变中含有分隔、或囊壁增厚等复杂改变，这一类患者需及时治疗。

肾囊肿和重复肾畸形一样吗？

肾囊肿与重复肾虽然是完全不同的疾病，但是在影像学表现上十分相似，也是鉴别的难点。重复肾畸形是泌尿外科的畸形之一，约为1%。从解剖上重复肾畸形一般分为完全性重复肾和不完全性重复肾。上半肾、输尿管容易合并输尿管异位开口和输尿管口囊肿等先天畸形，导致上尿路引流不畅，以及上位的重复肾的输尿管多开口于下位肾输尿管开口的远端。故重复肾上半肾积水较为常见，下半肾积水临床少见。KUB+IVP检查是检查肾上极的肾囊肿异于重复肾的重要检查，如果静脉尿路造影剂出现在囊腔内，提示重复肾。

单纯性肾囊肿，复杂性肾囊肿，囊性肾癌如何区分？

复杂性肾囊肿、囊性肾癌的治疗是临床治疗的难点，其治疗方案与单纯性肾囊肿有着很大的差别。囊性肾癌列为肾癌的一个独立类型，囊性肾癌病灶中可见多个大小不同的囊腔，也可为单囊腔，囊壁和囊间隔覆盖一层或多层肿瘤上皮细胞，肿瘤可呈乳头状向囊腔突出，或为囊壁上的癌。囊性肾癌需与肾癌囊性变相鉴别。肾癌囊性变是指肾实体性癌的出血坏死，坏死组织液化脱落或被吸收，局部形成囊状空腔，其壁无完整上皮覆盖，而囊性肾癌是指以囊性方式生长的肾恶性肿瘤。囊性肾癌占所有肾细胞癌的百分比报道不一致，多认为低于5％。

什么是非典型肾囊肿？

非典型肾囊肿较为少见，临床表现及影像学表现也不同于常见的单纯性肾囊肿，它包括感染性肾囊肿，出血性肾囊肿，钙化性肾囊肿。伴有感染、出血、钙化的肾囊肿的临床表现也互不相同。

什么是感染性肾囊肿？

顾名思义，感染性肾囊肿就是伴有感染的肾囊肿。首先我们来了解一下肾囊肿的共性特点。囊肿多发生在肾皮质表面，外向性生长，位于皮质深层及髓质的囊肿相对少见。邻近肾窦的皮质囊肿称为肾盂旁囊肿。囊肿多为单腔，圆形或卵圆形，直径通常1~5cm（有时可达10cm以上），囊壁薄，内衬单层扁平上皮或立方上皮，通常不连续，也可能缺乏上皮层。囊肿外层由纤维组织构成，散在浸润的单核细胞。若有炎症，囊壁可能增厚甚至钙化。囊液清亮透明呈玻璃样白色，含微量蛋白。因此，囊壁如果增厚甚至钙化即提示感染性囊肿可能存在。

什么是出血性囊肿？

基于上述对肾囊肿共性特征的认识，出血性囊肿的特点就是伴有出血。临床大样本统计表明，约5%囊肿囊液呈血性。其中半数囊壁可能有恶变。

也就是说100个肾囊肿患者里面，大约有5个肾囊肿患者的囊液是血性的，不过囊肿伴出血者，一般出血量很少，不同于肾破裂出血，也不同于肾错构瘤破裂出血。虽然这一类型囊肿病情并不凶险，但是却常常给临床医生诊断带来困难，有一定的误诊率。

什么是钙化性囊肿？

首先我们来了解一下什么是钙化？也许您会想钙化是不是人体摄入的钙都长在囊肿上了。这个想法并不科学。钙化是有机体的组织钙盐的沉着而变硬，例如儿童的骨骼经过钙化变成成人的骨骼，又如肺结核的病灶经过钙化而痊愈。病理学上指局部组织中的钙盐沉积，常见于骨骼成长的早期阶段，亦见于某些病理情况下（如结核病干酪样坏死病灶中的钙化）。钙化组织的形成主要有三个因素，一是代谢后的产物、二是感染与发炎后的痕迹、三是肿瘤发展过程中因炎性反应而形成的组织变化。基本上，钙化点大多没有任何症状，被发现时往往也已形成多年了。伴有钙化的囊肿往往继发于感染。感染性囊肿不一定有钙化，但钙化性囊肿一定发生过感染。

什么是囊性肾癌？

囊性肾癌占肾癌总数的4%~10%。目前影像学上显示的囊性肾癌可分为4种类型：多房囊性肾癌，最多见，约占15%~40%；单房囊性肾癌，肾癌囊性变，肾囊肿癌变。多房囊性肾癌多局限于肾脏，很少发生转移和死亡。单房囊性肾癌只有少数报道了解较少。肾囊肿癌变由单个充满浆液性或血性液体的囊肿组成，肿瘤组织局限于肾囊肿内，很少浸润到周围肾实质。肾癌囊性变恶性程度最高，40%以上会有远处转移，死亡率高。

除了多囊肾还有先天性的肾囊性病变吗？

先天性的肾囊性病变一般包括常染色体显性遗传多囊肾病，多囊性肾发育不良，髓质海绵肾，青少年肾单位萎缩，常染色体隐性遗传多囊肾病，髓质囊性肾病，肾小球囊性肾病。

成人型肾囊肿的病理变化有什么？

肾体积增大，结构被多囊破坏。肾长可超过40cm，重可达5kg。囊肿大小从几毫米到几厘米，在髓质和皮质分布相对均匀。囊液由清亮到血性，清浊不等。显微镜下，病变肾单位的各段均囊性扩张，囊肿脱离肾小管。虽然肾单位各段均可受累，但来自集合管的囊肿最大最多。囊肿内衬单层扁平上皮或立方上皮。受囊肿压迫的肾组织间质纤维化，肾小管萎缩，慢性炎症和血管硬化。

赵宇阳

肾囊肿的病因有哪些？

造成先天性肾囊肿的原因有以下几项：

（1）先天的发育不良。先天发育不良可产生多种疾病，常见的有髓质海绵肾、发育不良性多囊肾病等。先天发育不良的基因一般没有异常，因此它与基因遗传或基因突变是有区别的。

（2）遗传性因素。常见的有多囊肾，大多是通过父母基因遗传的，分为常染色体显性遗传和常染色体隐性遗传，但也有的多囊肾患者既非父母遗传，也不属于先天发育不良性多囊肾病，而是胚胎形成时的基因突变。这种情况较为少见。所以，有些多囊肾患者可以没有父母遗传史。

（3）各种感染。感染可使机体内环境发生异常变化从而产生有利于囊肿基因发生变化的环境条件，使囊肿的内部因素活性增强，这样便可促进囊肿的生成、长大。后天性肾囊肿的形成原因则相对简单，主要是由于各种原因造成肾小管的梗阻、局部缺血和先天性的发育障碍。由于肾小管阻塞，局部膨大形成单纯性肾囊肿。

蒋　琪

症状篇

多囊肾为什么会导致高血压？

随着多囊肾囊肿逐渐的增大，压迫了正常的肾脏组织，造成肾脏微循环障碍，使组织缺血缺氧，肾脏血管供血不足，并且不断地增大的囊肿压迫了血管，使得局部血流减少，肾脏内的感受器感受到信号后反射性地使肾素产生增加，进而血管紧张素浓度增高，血管收缩，血压增高，高血压使肾功能进一步损害，从而形成恶性循环。

得了单纯性肾囊肿会有什么不适吗？

患者一般常无自觉症状，多于健康查体或患其他疾病行 B 超或 CT 检查时发现；随着囊肿体积的增大，若直径大于 5cm 时可引起临床症状，表现为患者腹部或背部的胀痛，在部分患者，可因囊内大量出血导致囊肿膨胀，包膜受压，疼痛明显；继发感染时，患者还可伴体温升高及全身不适。囊肿巨大时，可触及腹部肿块，部分患者可引起高血压；若囊肿位于肾下极，还可造成肾盂、输尿管梗阻，从而引起感染甚至导致肾积水。肾囊肿患者常缺乏典型的临床症状（腹部肿块、胀痛、高血压等），该疾病的诊断主要依靠影像学手段。

多囊肾的症状是什么？

多囊肾患者幼时肾大小形态正常或略大，随年龄增长囊肿数目及大小逐渐地增多和增大，多数病例到40~50岁时肾体积增长到相当程度才出现症状。主要表现为两侧肾肿大、肾区疼痛、血尿及高血压等。

（1）腹部肿块：两侧肾病变进展不对称，大小有差异，至晚期两肾可占满整个腹腔，肾表面布有很多囊肿，使肾形不规则，凹凸不平，质地较硬。单侧多囊肾，另一侧并非没有疾病，只是发展缓慢。

（2）疼痛：常为腰背部或胁腹部胀痛、钝痛、也有剧痛。疼痛可因体力活动、行走时间过长、久坐等而加剧，卧床后可减轻。肾内出血、结石移动或感染也是突发剧痛的原因。

（3）血尿：约半数患者呈镜下血尿，可有发作性肉眼血尿，此系囊肿壁血管破裂所致。出血多时血凝块通过输尿管可引起绞痛。血尿常伴有白细胞尿及蛋白尿，尿蛋白量少，肾内感染时脓尿明显，血尿加重，腰痛伴发热。

（4）高血压：为多囊肾的常见表现，在血清肌酐未增高之前，约半数出现高血压，这与囊肿压迫周围组织，激活肾素–血管紧张素–醛固酮系统有关。出现高血压者囊肿增长较快，可直接影响预后。

（5）肾功能不全：个别病例在青少年期即出现肾衰竭，一般40岁之前很少有肾功能减退，70岁时约半数仍保持肾功能，但高血压者发展到肾衰竭的过程大大缩短，也有个别患者80岁仍能保持肾脏功能。

（6）感染：1/2~2/3患者会发生尿路感染，女性居多，感染发生于肾实质或囊肿内，一般为单侧性，表现为体温升高，寒战，腰痛，尿路刺激症状。

（7）结石：伴有结石者并不少见，约1/5患者合并肾结石，钙盐和尿酸盐结石均可发生。尿中枸橼酸水平下降，感染因素存在都与结石形成相关。

肾囊肿有什么症状？

单纯的肾囊肿一般没有什么症状。但是囊肿较大时会引起以下不适症状：

（1）腰、腹部不适或疼痛：疼痛的特点为隐痛，钝痛，固定于一侧或两侧，向下部及腰背部放射。如果囊肿合并感染和出血，患者会感到剧烈的疼痛，同时出现体温升高。

（2）血尿：可表现为镜下血尿或肉眼血尿。

（3）腹部肿块：有时为患者就诊的主要原因，60%~80%可触及肿大的肾脏，肾脏愈大，肾功能愈差。

（4）蛋白尿：一般量不多，24小时尿内不会超过2g，故不会发生肾病综合征。

（5）高血压：囊肿压迫肾脏，造成肾缺血，使肾素分泌增多，引起高血压。

（6）肾积水：如果是肾盂旁囊肿会引起肾脏积水，引起患者的腰部胀痛。

婴儿型多囊肾症状特点是什么？

婴儿型多囊肾分为围产期型，新生儿型，婴儿型，少年型，其临床症状特点归纳如下：

（1）围产期型：围产期时已有严重的肾囊性病变，一般于围产期死亡。

（2）新生儿型：出生后1个月出现症状，于几个月时死于肾功能衰竭。

（3）婴儿型：婴儿型表现为双肾肿大，出生后3~6月出现症状，于儿童期因肾功能衰竭死亡。

（4）少年型：少年型在13~19岁出现症状。肾脏损害相对轻微，偶尔发展成为肾功能衰竭。一般于20岁左右因肝脏并发症、门静脉高压死亡。

张 宁

诊断篇

多囊肾一般要做哪些检查？

（1）尿常规：早期无异常，中晚期时有镜下血尿，部分患者出现蛋白尿。伴结石和感染时有白细胞和脓细胞。

（2）尿渗透压测定：病变早期仅几个囊肿时，就可出现肾浓缩功能受损表现，提示该变化不完全与肾结构破坏相关，可能与肾脏对抗利尿激素反应不良有关。肾浓缩功能下降先于肾小球滤过率降低。

（3）血肌酐：随肾代偿能力的丧失呈进行性升高。肌酐清除率为较敏感的指标。

（4）KUB平片：显示肾影增大，外形不规则。

（5）IVP：显示肾盂肾盏受压变形征象，肾盂肾盏形态奇特呈蜘蛛状，肾盏扁平而宽，盏颈拉长变细，常呈弯曲状。

（6）B超：显示双肾有为数众多之暗区。

（7）CT：显示双肾增大，外形呈分叶状，有多数充满液体的薄壁囊肿。

成人型多囊肾如何诊断？

成人型多囊肾的诊断标准可分为主要诊断依据和辅助诊断依据。

（1）主要诊断依据：①肾皮质、髓质布满无数大小不等的液性囊肿；②明确的常染色体显性遗传性多囊肾（ADPDK）家族史；③基因连锁分析呈阳性结果。

（2）辅助诊断依据：①多囊肝；②肾功能不全；③胰腺或脾脏囊肿；④心脏瓣膜异常；⑤颅内动脉瘤；⑥腹部疝。

多囊肾和囊性肾癌怎么区别？

多囊肾一般表现为双肾多发囊肿，且CT下囊壁增强不明显。而囊性肾癌是肾癌一个独立类型。CT表现为单个或多个囊腔，囊壁或囊间隔结节，增强扫描可见结节不规则强化。Ⅲ类或Ⅳ类囊肿，是囊性肾癌重要特征之一，肾部分或根治性切除术，预后好。

肾多发性囊肿和多囊肾如何鉴别？它们的危害性有什么不同？

肾多发性囊肿是单侧或者两侧肾脏出现一个或者数个大小不等的与外界不通的囊性水疱。单侧较多见，肾功能一般正常。B超检查时，多发性肾囊肿的肾实质回声正常，其回声低于肝或脾的内部回声，患者没有家族病史。多囊肾是一种先天性遗传病，为肾实质中无数的大小不等的囊肿。大者可很大，小者仅肉眼能见，囊肿使得肾体积增大，表面呈高低不平的囊性突起，囊内为淡黄色浆液，有时因出血而呈深褐色或红褐色。成人型多囊肾B超图像显示：肾体积明显增大，典型者形态失常，表面极不规则，常呈分叶状。肾内出现无数个大小不等囊肿，囊腔整齐，囊肿以外肾实质回声较正常增强。肾窦区回声常被多数囊肿样回声压迫变形。肾脏多发性囊肿最主要的危害性在于对正常肾组织的压迫，引起肾脏功能损害。一般在囊肿体积较大时（囊肿直径超过5cm）出现。多囊肾则会引起肾脏功能重度的损害，同时伴有高血压。随着病情的发展，最终导致慢性肾衰竭。两者是有区别的，多囊肾对人体的危害程度远远大于单纯性肾囊肿。

多囊肾和双肾多发肾囊肿如何区别？

双肾多发囊肿病程往往较长，对肾功能的影响视囊肿的大小、数目及对肾脏造成的压迫而不同，正常肾实质占多数，囊肿一般在肾实质的外缘。CT下双肾多发囊肿的数目较多囊肾少得多，且正常肾实质占多数，囊肿一般在肾实质的外缘。

多囊肾和肾癌如何简单区别？

单纯性肾囊肿往往是单肾、单个囊肿，囊肿可长期无明显变化。如不造成对肾集合系统的压迫，对肾功能影响不大，通过IVP、CT等检查即可与肾癌鉴别。

多囊肾与肾错构瘤如何区别？

错构瘤有特征性的B超、CT影像，因错构瘤脂肪含量的多少而表现出不同的B超影像。脂肪组织在B超下为强回声光团，而在CT下CT值为负值。这一特征性表现与多囊肾完全不同。错构瘤单肾发病多见，双肾错构瘤少见。

诊断肾囊性病一般需要什么辅助检查？

区别肾囊性病变的类型主要依据囊肿壁的厚薄、腔内分隔、囊壁结节及其钙化情况等而定。B超、CT、MRI在这方面各有优缺点，临床医师对此应该有正确的认识。B超区别肿物囊性或实性，以及有无血流信号；CT扫描提示有无钙化和强化；MRI在诊断肾囊性病方面，不优于CT。对囊性病鉴别，CT有着不可替代的作用。

怎样确定单纯性肾囊肿？

一般来讲，单纯性囊肿首选B超检查。如超声检查结果可疑或模棱两可，CT扫描是必要的。CT扫描，良性囊肿的标准包括：①囊肿界限锐利，平滑薄壁；②囊内液体均一，通常密度<20HU，高密度见于囊液蛋白含量高或囊肿出血；③囊肿没有增强。当然确诊肾囊肿需要手术切除囊肿壁并做病理检查。

肾囊肿是怎样根据CT表现分类的？

I类（单纯性）：薄壁，无分隔，无钙化，无软组织；水密度，CT值<20HU，无强化（恶性概率<2%）；

II类（良性）：薄壁<1mm，无强化；可有1~2个薄壁分隔；细小钙化；高密度病灶<3cm（恶性概率0~14%）IIF类（随访性）囊壁或分隔微强化和/或轻度增厚，或结节状钙化，不强化软组织，不强化高密度病灶>3cm。（恶性概率约20%）。

III（拟恶性）：囊壁和分隔不规则强化；囊壁均匀增厚；结节状或不规则钙化。（恶性概率30%~60%）。

IV类（恶性）：增强后强化明显（增高10HU以上）；囊壁不均匀增厚；大结节或清晰软组织。（恶性概率>90%）。

肾小球囊性肾病（GCKD）与成人多囊肾怎么鉴别？

肾小球囊性肾病在常染色体显性遗传多囊肾病（ADPKD）[亦称多囊肾（成人型）]家族中常见，症状和治疗也与ADPKD类似，因此常将二者混淆。组织学二者差异显著，GCKD是常染色体显性遗传的罕见病，有关基因尚未得到鉴定。病理特点是Bowman囊扩张，而与其相延续的肾小管正常。影像特点是，肾脏发育不全或大小形状正常；II类小囊肿（<10mm）

位于皮质，髓质不受累，皮、髓质分界不清。

单纯性肾囊肿影像学表现是什么样的？

　　B超可以作为首选检查方法，对该病的诊断有极大的价值。典型的B超声像为囊肿轮廓清楚，可成圆形、卵圆形，囊内无回声，囊壁光滑，边界清晰（当囊壁处显示不规则回声或有局限性回声增强时，应注意有新生物的存在）；伴囊内出血时，囊内可表现为无回声区和回声增强区共存的复合型声像图；继发感染时，囊壁增厚，囊内可出现稀疏回声。CT表现为囊肿光滑、均匀，呈圆形或卵圆形，同邻近的肾实质有鲜明的边界，CT值接近于零，范围在 –10 ~+20HU，此值最高也明显低于正常肾实质的CT值，静脉注射造影剂后无强化。MRI能确定囊液的性质，可以更加清楚地显示囊肿的位置和与肾组织的关系，但费用较高。当应用上述检查手段仍不能做出诊断或怀疑有恶性变时，可在B超引导下行囊肿穿刺并对囊液进行检查，但目前基本已较少应用。通过上述手段，单纯性肾囊肿一般不难作出诊断，但须注意与肾积水、囊性肾癌、肾细胞癌及肾外肿瘤等进行鉴别。

肾囊肿如何分级？

　　目前，单纯性肾囊肿并没有明确分型及分级，但是临床上常用Bosniak分级，见下表：

分型	病变性质	影像表现（CT）
I 型	良性单纯囊肿	边缘光滑锐利的囊性病变，均匀水样密度（CT值0~20HU），增强扫描无强化（不超过5HU）。内部无分隔、钙化及实性成分。病理上有发丝样薄壁，但CT上观察不到
II 型	良性轻微复杂性囊肿	①囊肿合并少许发丝样分隔；②囊壁或分隔可有细小钙化、短粗钙化；③病变可表现为边界清楚的均匀高密度、无强化、直径<3cm

续表

分型	病变性质	影像表现（CT）
ⅡF型	囊性病变含较多纤细分隔，95%良性，但需要随访	①囊肿合并较明显、较多的发丝样分隔； ②囊壁或分隔光滑、略厚，结节状钙化，但无强化； ③病变可表现为边界清楚的均匀高密度、无强化、直径>3cm
Ⅲ型	不能定性的囊性肿物（需手术）	有厚而不规则分隔或囊壁，可见强化
Ⅳ型	恶性囊性病变（需手术）	在Bosniak Ⅲ级的基础上，出现可强化的壁结节，有增强的软组织成分

　　MR成像中，Bosniak分级系统同样被借用，但分级结果可能与CT存在一定的差异。

出血性肾囊肿伴感染误诊率高吗？

　　出血性肾囊肿伴感染误诊率高，术前常诊断为肾肿瘤。感染常致囊壁不规则增厚，随着出血时间延长，囊内血液中纤维素的析出、机化以及坏死物的形成，或者合并新鲜出血，使超声声像图变化甚多，而病灶CT值的高低也与病程密切相关。因此，出血性肾囊肿在影像学上可表现为类实质和不均质性，很难与囊性肾癌相区别。

CT对于出血性肾囊肿的诊断价值大吗？

　　囊肿密度增高可由出血、感染等原因造成。出血是囊肿密度增高的最常见原因。由于囊肿内出血及出血后的时间长短不等，故CT平扫时所表现的密度不同，密度也可均匀或不均匀，有时囊内还可见分层。但大多数病灶边界均清晰锐利，增强后无明显强化，呈相对低密度。但据文献报道，有30%的出血性囊肿为恶性，故对于出血性囊肿我们是需要随访观察的。对于部分病灶，难以鉴别时，还需要穿刺活检。

CT对于钙化性囊肿的诊断价值大吗？

钙化在不典型囊性病变中十分常见，钙化的量及钙化的形态对于囊性病变良恶性的鉴别具有一定的价值，但钙化对不典型囊性病变中良、恶性的鉴别诊断价值不及强化的软组织成分重要。一般良性钙化多呈弧线状或环形，位于囊壁或分隔上，钙化量少而细小，不伴有软组织肿块，而恶性钙化多呈不规则形，量多而厚，多伴有软组织肿块。有时钙化性肾囊肿还需与肾包虫囊肿鉴别。

CT对于有分隔的肾囊肿的诊断价值大吗？

有分隔的肾囊肿也称为多房囊肿。此类需与有分隔的囊性肾癌鉴别。分隔与囊壁厚度以1mm为标准，<1mm的为薄分隔或囊壁，>1mm的为厚分隔或囊壁。一般认为囊内有1~2条≤1mm的分隔，分隔厚薄均匀、连续，增强后无强化，此类为良性表现；囊内分隔或囊壁≥1mm，分隔厚薄不均匀，有壁结节，或分隔中断，增强后见囊壁或分隔明显强化，此类病变是不能确定良恶性的，需要手术治疗。因此，仔细分析有分隔的肾脏囊性病变的CT征象是尤为重要的。有学者还提出，病变有发丝样壁或可见但不可测量的分隔强化，这类病变是不经过一段时间随访不能确定为良性病变的不典型囊性病变。

CT可以对不典型肾囊肿作出定性诊断吗？

CT检查不仅能够发现不典型性肾囊肿的存在，重要的是能从囊肿的细微CT表现中作出有利于不典型性肾囊肿的定性诊断。根据CT特征可以将需要手术治疗的意外检出肾脏不典型囊性病变从仅需要随访病变中区分出来，有助于临床治疗方案的选择和决策，具有重要的临床意义。

腹腔镜超声对非典型囊肿有意义吗？

腹腔镜外科手术存在一定缺陷，LUS（腹腔镜超声）的出现弥补了许多不足。腹腔镜术中所用超声扫描探头外径为9.5mm，可经10mm Trocar进入腹腔，探头末端可做单一轴向的正负90°屈曲；带彩色多普勒血流显像功能，配键盘操作，可做5.0~7.5 Hz的多种扫描频率选择；通过手术遥控器，对病灶及周围脏器、血管能行实时扫描；超声扫描同时，可以画中画形式显露术野。LUS在泌尿外科的应用已逐步开展，文献报道在泌尿外科腹腔镜手术中有一定临床价值，但在复杂性肾囊肿的腹腔镜外科治疗中的应用少见。

腹腔镜超声对非典型囊肿有何价值？

如果复杂性囊肿较大，易与周围组织粘连，造成局部解剖位置变化，术中容易损伤周围组织，甚至肾血管等；钙化性肾囊肿，囊壁较厚，外观上难与肾实质相鉴别，腹腔镜手术触觉反馈的丧失或减弱使术中定位困难，即使充分的术前B超、CT等检查，也难以让术者判断，术中穿刺定位会增加创伤和并发症，且同样需要术者的主观判断；增厚囊壁的切除，特别是要达到开放手术的效果，可能因囊壁出血而改为开放手术；分隔性肾囊肿和肾盂旁囊肿，在采用腹腔镜手术时，往往有漏尿的担心；肾内型囊肿则视为腹腔镜手术的禁忌。我们在腹腔镜复杂性肾囊肿去顶术中使用LUS，对上述困难的解决获得很大帮助。LUS准确定位囊肿并显示其毗邻关系，血流多普勒对血管的显示使得游离囊肿变得安全、容易，在有粘连存在时尤为明显；囊壁切除时使用血流多普勒功能，可以发现小血管，先予双极电凝电灼，预防出血，还可尽可能切除囊壁；在处理分隔性囊肿和肾盂旁囊肿时，LUS能判断囊肿有无与集合系统相通，避免了漏尿的危险；LUS对术中病灶良恶性的探知能力，对是否行术中冰冻增加了更为客观的判断；肾内型囊肿，覆盖的肾皮质不厚情况下，借助LUS的血流多普勒功能，也不是绝对的禁忌。

什么是超声？

超过20kHz的声称为超声。超声在弹性介质中以波的形式传播，称为超声波，显示在荧光屏上则为界面反射强弱的回声图像。界面的反射是超声诊断的主要基础。由于人体各种组织的声阻抗各不相同，当组织病变时，可以改变原来的声学特性，呈现异常的超声征象，作为临床诊断依据。目前临床最常用的是B超及彩超。

超声检查的特点

能够检查脏器的位置、大小、形态、内部结构，对实质脏器疾病能做出明确的物理诊断。优点是价格低廉，操作方便；缺点包括分辨率较低，对于小的病变容易漏诊。此外，超声诊断的结果与检查医师的手法有很大关系。因此，有经验的医师会做出正确的诊断。这有待于操作手法的规范化。

肾囊肿B超下的表现

B超是诊断单纯性肾囊肿的首选，B超能了解囊肿的数目、大小、囊壁的情况，并可与肾实质性的肿块相鉴别。典型的B超表现为病变区无回声，囊壁光滑，边界清楚；当囊肿壁显示不规则回声或有局限性回声增强时，应警惕恶变，继发感染时囊壁增厚，囊内有出血时回声增强。如果B超检查结果可疑，则需行CT检查。

什么是CT？

CT是一种功能齐全的病情探测仪器，它是电子计算机X射线断层扫描技术简称。它是利用精确准直的X线束、γ射线、超声波等，与灵敏度极高的探测器一同围绕人体的某一部位作一个接一个的断面扫描，具有扫描时间快，图像清晰等特点，可用于多种疾病的检查。CT的工作程序是这样的：它根据人体不同组织对X线的吸收与透过率的不同，应用灵敏度极高的仪器对人体进行测量，然后将测量所获取的数据输入电子计算机，电子计算机对数据进行处理后，就可摄下人体被检查部位的断面或立体的图像，发现体内任何部位的细小病变。

CT的特点

优点：①对密度高的组织显像清晰，对于测量骨性结构之间的距离精确度高。②CTA能清晰地显示血管走向及血管病变，对肿瘤的检查灵敏度明显高于普通X光片。③多排螺旋CT能进行三维成像，有助于立体显示组织和器官病变。

缺点：①CT扫描限于技术员的专业水平不同及扫描层面间隔限制，不能整体的阅读检查部位的信息，导致有一定的漏诊率。②CT拍摄动力位相极少运用于临床工作中，而且CT对软组织显像清晰度和分辨率不高。③CT的辐射对人体有危害，故而不适合孕妇及其他特殊人群使用。

肾囊肿的CT表现

肾囊肿CT平扫表现为单发或多发圆形低密度灶，一般密度均匀，大小不等，CT增强扫描边界更清楚，无壁或薄壁。应注意观察描述囊性病变的位置，大小，数量，较大病灶应测量径线，注意其薄壁或无壁，不强化的特点，平扫时见囊液密度较高，可能合并出血或感染，囊壁可有线状钙化。

特殊囊肿的CT表现

（1）出血性肾囊肿：此型通常自发于成人常染色体显性遗传性多囊肾患者。CT下其密度的高低一般与病程时间相关，高密度多见于近期出血患者。病程越长、密度越低。CT值大多为55~70HU，呈圆形或椭圆形，密度均匀或不均匀，有时有分层现象。囊肿壁可见弧形或环状钙化；当囊肿未破裂时轮廓清楚光整，当囊肿破裂时轮廓不清，CT难以显示囊肿本身，形成"囊肿淹没征"。增强后病灶无强化，在正常强化的肾组织衬托下呈相对低密度，延迟扫描无变化。

（2）分隔性囊肿：亦称分房囊肿，其间隔薄而光滑，一般1mm以下，连结于囊壁上，有时可见到沿分隔分布的细条状钙化、囊壁及间隔无壁结节。囊内呈低密度，均匀或不均匀。增强扫描无强化表现，延迟扫描无变化。

（3）钙化性肾囊肿：钙化可见于恶性肿瘤，也可见于良性囊肿。肾囊肿囊壁的钙化多呈弧线形或环形，量少而细小，或位于囊壁分隔上，不伴有软组织肿块，增强后无强化钙化的量和形态对鉴别诊断有一定价值。

（4）感染性肾囊肿：合并感染后，囊液即成脓性分泌物，因此CT值也升高，但不如出血时明显。囊肿内可出现积气；囊壁增厚，厚薄均匀，无壁结节。增强扫描：壁可呈环行轻度强化，延迟期强化更明显。肾囊肿感染后也可出现囊壁钙化。

诊断肾囊肿可以做哪些检查？

诊断肾囊肿可以做以下检查：

（1）尿液检查。尿常规一般正常，若囊肿压迫肾实质或合并有囊内感染，尿中可出现少量红细胞和白细胞。

（2）B超。能了解囊肿的个数、大小、囊壁的情况，并可与肾实质性肿块相鉴别，为肾囊肿首选检查方法。典型的B超表现为病变区无回声，囊壁光滑，边界清楚。当囊壁显示不规则回声或有局限性回声增强时，应警惕恶性变。继发感染时囊壁增厚，病变区有细回声，囊内有出血时回声增强。当显像提示有多个囊肿时，应与多房性囊肿，多囊肾相区别。

（3）静脉肾盂造影（IVP）。能显示囊肿压迫肾实质的程度，并可与肾积水相鉴别。

（4）肾脏CT检查。对B超检查不能确定者有价值，囊肿伴出血、感染、恶变时，呈现不均质性，CT值增加。当CT显示为囊肿特征时，可不必再作囊肿穿刺。要鉴别囊肿和肾积水可以做CT水成像（CTU）检查。

（5）核磁共振检查（MRI）。如需要进一步检查囊肿的性质，还可以行双肾MRI增强检查。

刘志宏

治疗篇

肾囊肿有哪些治疗方法？

对于直径小于4cm的肾囊肿，可以采取保守观察，定期复查B超；对于囊肿直径大于5cm的患者，可以采取以下方法治疗：

（1）B超或者CT定位下行囊肿穿刺引流硬化术，适用于年龄较大或合并其他基础疾病，不适合手术的患者。

（2）腹腔镜下肾囊肿去顶减压术。随着腹腔镜技术的推广，现在临床上用的最多的是腹腔镜下肾囊肿去顶减压术，手术创伤小，术后囊肿的复发率低。该项术式逐渐成为肾囊肿治疗的"金标准"。

（3）开放的囊肿去顶减压术。多用于解除囊肿引起的压迫梗阻症状或切除可疑癌变病灶。

为什么说腹腔镜囊肿去顶减压术是最佳治疗方案？

治疗肾囊肿的三种常用方法中，开放手术对囊肿的治疗较为彻底，但手术需要在患者腰部做切口，术后恢复时间较长。而肾囊肿穿刺引流只是将囊内液体吸出，局部注入无水酒精，术后囊肿复发的可能性较大。腹腔镜肾囊肿去顶减压是将肾囊肿的"盖子"——囊壁整个去除，让囊肿无法再继续增大，手术后的复发率低。相对于开放手术，腹腔镜肾囊肿去顶减压术手术创伤小，最大的切口只有1.5cm长。手术效果则完全等同于开放手术。术后患者恢复快、住院时间明显缩短。因此，近年来腹腔镜肾囊肿去顶减压术已经成为肾囊肿手术治疗的"金标准"。

什么情况下肾囊肿需要手术？

肾囊肿患者出现以下情况时需要手术：

（1）有腰腹疼痛不适症状或心理压力大者；

（2）囊肿直径大于4cm，或是近期体积明显增大者；

（3）囊肿产生压迫、肾积水症状者，或囊肿继发出血、感染、破裂等病变者；

（4）怀疑癌变者。

多囊肾与相关疾病的治疗有哪些？

早期发现多囊肾，防止并发症的发生与发展，及时正确地治疗已出现的并发症至关重要。

（1）一般治疗：一般情况下，患者检查出多囊肾后，首先要保持乐观的心态，如果尚未对患者正常生活造成影响的，平时需注意不要或少吃过咸、辣等刺激性的食物，作息时间要规律，情绪要平稳乐观；如果对患者正常生活造成影响的，平时要注意以上几条，还要进行治疗，而且越早越好，否则任其发展到肾功能衰竭尿毒症期，为时已晚。

（2）囊肿去顶减压术：此手术减轻了囊肿对肾实质的压迫，保护了大多数剩余肾单位免遭挤压和进一步损害，使肾缺血状况有所改善，部分肾功能单位得到恢复，延缓了疾病的发展。手术成功的关键是尽可能早施行手术，囊肿减压必须彻底，不放弃小囊肿和深层囊肿的减压。双侧均应手术，一般双侧手术的间隔时间为半年以上。晚期病例如已有肾功能损害处于氮质血症、尿毒症期，不论是否合并有高血压，减压治疗已无意义，手术打击反可加重病情。

（3）中药治疗：目前中医在治疗多囊肾方面采取保守治疗（服用中药），仅是权宜之计，带有局限性。中医采用整体观念和辨证论治，以温阳益肾，健脾利水为治疗原则，选用茯苓，白术，陈皮，泽泻，巴戟天，淫羊藿，补骨脂，制附子，白芍，干姜，薏苡仁等药物治疗取得一定疗效。

（4）透析与移植：进入终末期肾功能衰竭时，应立即予以透析治疗，首选血液透析。多囊肾的肾移植生存率与其他原因而施术者相仿，但因同时伴发的疾病，增加了术后处理的困难，影响移植效果。

（5）血尿的治疗：出现血尿时，除尽快明确原因给予治疗外，应减少活动或卧床休息。已透析或即将透析患者，如反复发生严重而无法控制的血尿，可考虑采用经导管肾动脉栓塞术。

（6）感染的治疗：肾实质感染和囊肿内感染是本病主要并发症，一般以联合应用抗生素为原则。

（7）合并上尿路结石治疗：根据结石部位及大小按尿路结石处理原则进行治疗。

（8）高血压治疗：肾缺血和肾素–血管紧张素–醛固酮系统的激活，是发生高血压的主要原因，应依此选择降压药物。

怀疑自己得了多囊肾（成人型），有什么检查可以确诊吗？

超声检查为首选，其诊断标准，依据患者年龄而定。小于30岁双肾中任一肾至少2个囊肿；30~60岁双肾中每一肾至少2个囊肿；超过60岁每一肾至少4个囊肿。CT对于出血性囊肿、囊肿壁或囊肿间实质钙化、以及合并肝囊肿的诊断率高。对比增强CT，能显示残存功能肾实质的数量。怀疑囊肿恶变或感染，应行对比增强CT检查。肾功能不全者慎用对比增强CT。

吃药可以治疗多囊肾（成人型）吗？

没有特效药物能治愈囊肿本身，仅是治疗肾囊性病的并发症，如高血压、感染、疼痛等。一般来说，130/80mmHg 是高血压的控制目标。中度高血压可通过限食钠盐（小于100mEq/d），血管紧张素转换酶（ACE）抑制剂和血管紧张素受体拮抗剂（ARBs）能有效控制 ADPKD 的高血压。

多囊肾（成人型）一般手术治疗方法是什么？

经皮穿刺抽吸减压可有效控制症状。严重疼痛、反复严重出血，难以控制的感染尤其是体积特别大的多囊肾，手术切除可能是首选。囊肿减压术，包括穿刺抽吸和去顶减压术，对缓解残存正常肾脏组织压力有一定作用。推荐后腹腔镜囊肿减压术，值得提醒的是由于囊肿多发，使用电刀行去顶减压术时，应避免对肾的热损伤；不推荐双侧同期施行开放性减压手术。

多囊肾的预后怎么样？

常染色体显性遗传多囊肾患者通常在30岁后出现肾功能不全，45%患者于60岁进展至终末期肾衰竭。1/3患者死于肾衰竭，1/3死于高血压肾病（HTN）的并发症，6%~10% 死于蛛网膜下腔出血。

多囊肾能治愈吗？

多囊肾大多数属于遗传性的，要早发现，早干预，随着时间的延长囊肿会不断增大，不但肾脏包膜受牵拉引起腰部不适，而且囊肿压迫正常肾脏结构，影响肾功能甚至发展至尿毒症。必要时可以考虑手术切除。当然对于多囊肾很严重的患者来说，及时采取科学的治疗是非常关键的。多囊肾病患者如果选择常规的手术来治疗的话，一定出现最常见的效果，就是几年后小的囊肿又长大了，又需要手术，直到不能再适合手术的时候，只能透析。

多囊肾引发的高血压如何治疗？

高血压是多囊肾患者最常见的并发症，且高血压引起的一系列心脑血管病变是多囊肾患者死亡的最主要死因，因此治疗控制血压是切断恶性循环的关键。一般来说，130/80mmHg 是高血压的控制目标。中度高血压通过限食钠盐（小于100mEq/d），使用血管紧张素转换酶（ACE）抑制剂和血管紧张素受体拮抗剂（ARBs）能有效控制 ADPKD 的高血压。

肾囊肿可不可以通过基因治疗？

目前已知多囊肾病突变基因可能有三个，即PKD1、PKD2、PKD3，约85%多囊肾是由PKD1基因突变造成的，约15%是由PKD2基因突变造成的，受目前基因技术的限制，尚不能修复病变基因。将正常基因替换致病基因是一种较为可行的方法，在多囊肾的基因治疗中如何将基因在体外转染给细胞成为很重要的一步。当然多囊肾的基因治疗还有许多有待解决的问题，但随着分子遗传学研究的不断深入，以及基因工程学及其基础的不断完善，相信该病的基因治疗会成为理想的治疗方法。

多囊肾伴发感染怎么治疗？

多囊肾囊肿液的潴留和囊肿的压迫可导致局部缺血，并使囊肿容易合并感染，多数致病菌为G⁻杆菌。临床上多采取头孢菌素与脂溶性抗生素（如大环内酯类）联用，治疗原则同慢性肾盂肾炎，治疗时间延至 8 周以上。然而，由于囊肿持续存在引流不畅，单纯药物治疗效果不佳，在药物控制无菌血症的情况下可行腹腔镜去顶减压术或开放手术，使囊液充分引流以控制囊肿感染。

多囊肾伴发囊肿出血怎么治疗？

囊肿出血常为自限性，有些多囊肾患者特别是血透反复肝素化，可发生严重出血，在保守治疗无效时可考虑行经导管作选择性节段性肾动脉栓塞术，但有肾内感染时禁用，或者行手术切除肾脏。

手术治疗多囊肾一定有效吗？

手术治疗多囊肾的效果存有一定争论，焦点为能否改善肾功能，延缓病情发展而提高患者的预期寿命。本病的病理特征为双肾布满大小不等的囊肿，囊肿进行性增大而加重对囊肿周围肾实质的压迫，使周围肾单位缺血梗阻，从而产生一系列并发症，最终导致肾功能不全。这种病理特征为手术减压提供了理论基础。赞成手术治疗的学者认为去顶减压是缓解症状、延缓病情发展的有效手段。而另有学者认为，多囊肾患者肾功能异常的主要原因是正常肾单位减少和微小囊肿压迫破坏周边肾单位，再者多囊肾肾组织间质纤维化比较严重，内部分割明显，囊肿减压术后对囊肿周围肾组织的微观压力减轻效果不大，囊肿去顶减压手术对肾功能改善不大，也不能延缓其恶化，况且手术本身无论对机体还是肾脏都是一种打击。但不管怎样去顶减压术能使患者在短期内改善症状并提高生活质量，故在临床上仍被广泛应用。

单纯性肾囊肿的治疗方案怎样选择？

单纯性肾囊肿进展缓慢，预后良好。无自觉症状或压迫梗阻影像学改变者，很少需要外科干预，定期影像复查即可。一般认为需要外科处理的指征是：①有疼痛症状或心理压力者；②直径大于4cm 或有压迫梗阻影像学改变者；③有继发出血或怀疑癌变者。治疗方法包括囊肿穿刺硬化术，开放性肾囊肿去顶减压术，或腹腔镜囊肿去顶减压术等。无水乙醇穿刺硬化术，对小于8cm的囊肿，有效率接近80%，应推荐为首选。随着腹腔镜技术的普及，腹腔镜肾囊肿去顶减压术有望成为大于8cm的囊肿治疗的金标准。开放手术，如果不是为了解除囊肿造成的压迫梗阻症状或切除可疑癌变病灶，而仅仅是以消除囊肿为目的，不应推荐。

肾囊肿能治愈吗？

目前的医学水平还没有治疗肾囊肿的特效方法。对于小的肾囊肿，无症状时不需要做任何治疗，但要定期复查，观察囊肿是否继续增大。无症状者应经常进行尿液检查，包括尿常规、尿培养，每半年至一年进行一次肾功能检查，包括内生肌酐清除率。由于感染是本病恶化的重要原因，所以若非十分必要，不要进行尿路创伤性检查。肾囊肿穿刺作用不大，不仅易于感染，易于复发，而且经过长期观察，该术也不能延缓肾功能损坏的发生。肿物较大且有恶变可能时，可以进行手术探查，如果证实为良性囊肿，可将肾表面的囊壁切除，一侧肾实质广泛破坏，对侧肾功能正常者，可行肾切除术。

肾囊肿一般有什么并发症？如何处理？

（1）肾囊肿并发感染：一般联合应用抗生素来治疗。

（2）肾囊肿并发血尿时：除尽快明确原因给予对症治疗外，还应减少活动或卧床休息。已透析或即将透析的肾囊肿患者，如反复发生严重而无法控制的血尿，可考虑采用经导管肾动脉栓塞术。

（3）肾囊肿合并上尿路结石：可根据结石部位及大小按尿路结石进行治疗。

（4）肾囊肿并发高血压：多是由于肾缺血和肾素–血管紧张素–醛固酮系统被激活的缘故，所以要选择降压药物来辅助治疗。

肾囊肿伴发腰部酸胀感需要手术吗？

对于绝大多数单纯性肾囊肿患者来说，并没有明显的临床症状，常为体检发现，尿常规检查、肾功能检查无异常，对于这样的患者长期随访即可。但是，由于肾囊肿本身并不会自行消退，其会随着患者年龄的增加而缓慢增加，在随访患者10年，甚至更长的时间，其便会产生一定的症状。随着年龄的增加，治疗的风险也会相应增加，因此，我们建议根据医生的诊断在合适的时机进行治疗。

肾囊肿选择哪种微创手术好？

目前单纯性肾囊肿的治疗可分为：腹腔镜下肾囊肿去顶减压术、肾囊肿穿刺硬化术、传统手术治疗、高强度聚焦超声等。我们常说的微创手术一般指的是腹腔镜手术，下面将进行具体介绍：

腹腔镜去顶减压术治疗单纯性肾囊肿具有损伤小，康复快，住院时间短，并发症少等优点，因此得到了普遍的认可和接受，现已成为国内开展最多的腹腔镜泌尿外科手术之一。

腹腔镜分为经腰和经腹两种手术径路，两种手术径路腹腔镜肾囊肿去顶减压术各有优点：经腹腔途径入路，建立操作空间是省时安全，手术视野开阔、清晰，解剖入路有序、层次分明，对于肾脏上极或下极囊肿行手术治疗时，一般无需暴露全肾脏，而且可同时处理双侧病变或腹腔内其他疾患；而经腹膜后途径较经腹腔径路能减少对腹腔脏器的干扰，减少术后胃肠道不良反应的发生率，对于手术径路的选择，可综合考虑患者的病情和术者的习惯及熟练程度来决定。目前行腹腔镜肾囊肿去顶减压术治疗单纯性肾囊肿已经成为一种主流趋势。

肾囊肿无法耐受手术的患者，还有其他的治疗方法吗？

单纯性肾囊肿的治疗除了腹腔镜下肾囊肿去顶减压术之外，对于无法耐受手术的患者还可以选择肾囊肿穿刺硬化术、高强度聚焦超声等。

肾囊肿穿刺硬化术的治疗方法及具体原理是什么？

肾囊肿穿刺硬化治疗方法简单、创伤小、痛苦少。经皮穿刺治疗肾囊肿已有50年历史，复发率较高，达30%~78%，随着硬化剂的应用以来，复发率有所下降。硬化剂作用机制主要为：囊液是由囊壁上皮细胞分泌的，硬化剂作用于该细胞，改变了生物膜蛋白和脂质的比例，引起了氨基酸转运及钙离子内流的失常，进而导致囊肿上皮细胞死亡，失去分泌功能，囊肿随之缩小，以致消失。此外，硬化剂具有类脂溶性，可直接渗透细胞膜引起蛋白质凝固，并促进纤维组织增生使囊壁粘连，囊腔闭合，囊肿消失等。目前，可供选择的硬化剂包括无水酒精、50%的葡萄糖、石炭酸、福尔马林、碘苯酯等，以及医用生物蛋白胶，医用生物蛋白胶具有较好的组织相容性，不引起炎症及异物反应，无细胞毒性，能被组织降解、吸收，不良反应少，但目前临床上仍以无水乙醇最为常用。

B超定位下肾囊肿穿刺硬化术的治疗如何进行？

肾囊肿的穿刺硬化治疗常在B超的引导下进行，患者取俯卧位或健侧卧位，腹下垫枕固定肾，行B超检查进行定位，明确囊肿位置、数目及大小，观察肾盂肾盏形态及穿刺径路与血管、肠管和周围脏器的关系等，B超下确定穿刺点位置、穿刺的角度和深度等。常规消毒皮肤，铺无菌巾，局部麻醉后无菌手套包裹探头，B超引导下穿刺针刺入皮肤达肾脂肪囊外，嘱患者平稳呼吸，调整针尖角度在监视下刺入囊肿，注意针尖强回声位置，固定针尖于囊肿中内1/3交接处，拔出针芯，见有囊液流出，抽吸囊液3~5ml明确液体性质，确认为囊液后固定针尖，抽干囊液，记录囊液总量，并送化验检查。注入生理盐水冲洗囊腔，B超检查确定针尖仍在囊腔内，抽干所注入生理盐水，注入99.7%无水酒精，用量约为所抽囊液的25%~30%（一般不应超过60ml），注射速度视患者反应情况而定，如患者无明显不良反应，则抽干所注入酒精，再次注入相同量的无水酒精，保留5~10分钟后，抽干所注入酒精，最后再注入约5ml无水酒精保留，拔出穿刺针，穿刺点处消毒后敷贴覆盖。患者术后卧床休息，术后复查尿常规并注意有无并发症的发生。

肾囊肿穿刺硬化术的治疗可以用CT定位吗？如何进行治疗？

近年来，屡有经CT引导下行肾囊肿穿刺硬化治疗方法的报道，可分为直接穿刺法和导管法：①直接穿刺法：患者取俯卧位，体表放置金属栅栏标记物，行CT扫描，确定穿刺路径及穿刺点，于穿刺部位常规消毒铺巾，利多卡因局部麻醉后，嘱患者屏住呼吸，于预定部位按照预定的角度和深度进行穿刺，再次CT扫描，明确穿刺针尖位于预定的最佳位置，即可进行抽吸。抽尽囊液后计算囊液量，再向囊腔内注入约10ml生理盐水，再次行CT扫描，观察针尖位置并回抽液体，如能抽出等量的生理盐水，则说明针尖仍位于囊腔内，此时方可行硬化剂治疗（方法同上）；②导管法：穿刺针按照预定方向和深度刺向囊肿，到达预定深度后拔出针芯，见有囊液涌出后经穿刺针置入引导钢丝，退出穿刺针，沿引导钢丝插入扩张管，扩张创道，最后插入8~10F的引流管。拔出导丝，固定导管，即可自导管内抽囊液。行硬化剂治疗步骤同上，此法优点是易将患者翻动，有利于将囊液抽净；不足之处是操作较繁琐，囊壁穿刺孔扩大，注入酒精时易流至肾包膜下引起疼痛，疼痛强烈时不得不终止注入乙醇，影响治疗。CT引导下较B超引导下行肾囊肿穿刺硬化治疗，具有一定的优点，首先，CT图像分辨率高，可以更清晰地显示囊肿与周围组织的解剖结构关系，有效地避免了肠腔等空腔脏器的干扰；其次，通过CT扫描可以确定最佳的穿刺路径，从而避开血管、肠管及其他脏器，从而使手术的风险大大降低。尽管实践证明超声或CT引导下经皮肾穿刺硬化治疗肾囊肿具有操作简便、创伤小、恢复快、易被患者接受等优点，但其疗效尤其是远期复发率一直是争议颇多的一个问题，有报道囊肿消失率不足50%，复发率17%~44%，并且对肾脏腹侧和肾上极的囊肿穿刺有难度并存在着较大风险，尤其是对于靠近集合系统的囊肿，存在硬化剂进入集合系统并导致严重并发症的潜在危险性等问题。也有学者报道应用穿刺置管引流法后治愈率可达85%，对于全身情况差或经济条件不允许的患者来说，若其囊肿位置表浅且直径<7cm，可以考虑选用穿刺硬化治疗。

超声聚焦治疗肾囊肿有效吗？

高强度聚焦超声治疗技术是一门新兴的学科，它利用聚焦原理，将超声波能量汇聚于焦点处，在短时间内使聚焦区组织迅速升温，破坏靶区组织而不损坏周围组织，从而达到治疗目的的新型治疗技术。患者行B超引导下囊肿穿刺抽液，约留取20~30ml液体，患者俯卧于治疗床上，以脱气水作为介质，经组合探头进行超声定位，确定治疗的范围、层面。将囊肿及囊肿边缘1cm以内的正常组织划分为若干个层面，根据囊肿距皮肤的深浅、大小选用不同的治疗参数，在计算机的自动控制下，由深到浅治疗靶区内的各个层面，直至覆盖整个预定的治疗靶区。HIFU作为一种新诞生的技术，为肾囊肿的治疗提供了新思路，但其尚处于起步阶段，该种方法的临床价值和疗效还有待于进一步的研究。

肾囊肿怀疑恶变的患者如何治疗？

对于怀疑恶性病变的患者，应及时手术治疗，并且结合术中冰冻切片明确肿瘤的性质。术中冰冻指的是在手术台上取下的组织放到-20度左右冷冻机里面冻成硬块，制成切片用于快速诊断。对于可疑为恶性的病变，应当采用保留肾单位的肾部分切除术和肾癌根治术。

遗传性多囊性肾病该如何治疗？

遗传性多囊性肾病是一种较为罕见的主要累及肝脏和肾脏的遗传性疾病，其发病机制尚未完全阐明，目前还没有十分有效的治疗方法。

遗传性多囊性肾病治疗主要是针对其并发症的治疗。在新生儿期的急性并发症主要包括呼吸窘迫、水电解质紊乱、少尿、急性肾损伤和高血压，但没有特效的治疗方法。治疗原则主要致力于控制远期并发症，延缓肝肾病变的进展。远期并发症主要包括高血压、慢性肾病、门静脉高压、静脉曲张、反流性胆管炎和肝衰竭，其他还有慢性肺病和生长迟缓等。

非典型性囊肿的治疗有什么特点吗？

普通肾囊肿进展缓慢，预后良好。无自觉症状或压迫梗阻影像学改变者，很少需要外科干预，定期影像复查即可。一般认为需要外科处理的指征是：①有疼痛症状或心理压力者；②大于4cm或有压迫梗阻影像学改变者；③有继发出血或怀疑癌变者。

治疗方法包括囊肿穿刺硬化术，开放性肾囊肿去顶减压术，或腹腔镜囊肿去顶减压术等。无水乙醇穿刺硬化术，对小于8cm的囊肿，有效率接近80%，应推荐为首选。随着腹腔镜技术的普及，腹腔镜肾囊肿去顶减压术，有望成为大于8cm的囊肿治疗的金标准。开放手术，如果不是为了解除囊肿造成的压迫梗阻症状或切除可疑癌变病灶，而仅仅是以消除囊肿为目的，不应推荐。目前国内各大三甲医院首选的治疗方式是腹腔镜下肾囊肿去顶减压术，该方式微创，恢复快，副作用少。非典型性囊肿的治疗依然是腹腔镜囊肿去顶减压术，注意不要损伤囊壁基底部的肾实质，造成术中出血，或肾包膜下血肿形成。

如何确定最佳手术方案？

我们认为手术方案需根据患者年龄、肿瘤大小及位置、患侧及对侧肾功能、是否怀疑合并其他病变来综合考虑。

B超在治疗方面的作用

在 B 超引导下行肾囊肿穿刺并留置硬麻外导管进行冲吸治疗，能动态观察穿刺治疗过程，具有穿刺成功率高、并发症少、可重复操作等优点，其效果可靠，操作简便、安全，使患者免受手术之苦，因此值得推广。因此，B超介入治疗肾囊肿是目前治疗该病的方法之一。

B超引导下穿刺治疗肾囊肿有何优点？

常用无水乙醇作硬化剂。无水乙醇作为硬化剂治疗囊肿是通过对囊壁上皮细胞的凝固及脱水破坏，使囊壁逐渐失去分泌功能，治疗后早期囊壁渗出的组织液在以后被逐渐吸收，继之囊肿收缩，最后囊腔闭合。用无水乙醇治疗囊肿，高浓度酒精可使蛋白很快凝固变性，酒精只能逐步向外周透热，可使囊壁上皮细胞凝固及脱水破坏并产生无菌性炎症，使之纤维化逐渐失去分泌功能，达到收缩闭合的目的，故对机体及周围组织无不良影响，同时应尽量抽尽囊液，以防注入无水乙醇浓度稀释。肾囊肿手术治疗损伤大，而且容易出现并发症。介入性超声是现代医学的一个重要组成部分，是在超声显像基础上为进一步满足临床诊断和治疗需要而发展起来的一门新技术。它可以避免外科手术而能达到与手术相媲美的效果。在超声引导下实行穿刺硬化治疗肾囊肿可实时动态观察穿刺、抽吸囊液及硬化剂注入的全过程，避免损伤大血管及其他重要器官，使治疗获得最佳效果。B超引导下肾囊肿穿刺无水乙醇硬化治疗是介入性超声治疗肾囊肿的方法，细针穿刺治疗损伤小，操作灵活简便，容易掌握，并发症少，并且疗效明显。

文献报道应用其他传统的硬化剂，如四环素、硝酸银等治疗肾囊肿，同样面临高复发率的危险。

不同囊肿如何选择治疗方法？

非肾盂旁囊肿的患者，抽尽囊液后，向囊腔内注入无水乙醇量为抽出液量的1/3~1/5，抽出量大于200 ml者，一次注入无水乙醇量最多40ml。注入无水乙醇后留观5~7min抽尽，再注入同等量的无水乙醇留观5~7min，如此反复2~3次，最后，根据抽出囊液量的多少，决定无水乙醇在囊肿内的保留量，一般为抽出量的1/5~1/10，最多不超过20ml。术后24h内嘱患者变换不同体位，以使无水乙醇充分与囊壁接触。此方法不仅可以缩短囊肿的闭合时间，而且囊肿不易复发。

肾盂旁囊肿的患者，在注入无水乙醇之前，先用生理盐水或甲硝唑溶液向囊腔内反复注入2~3次并仔细观察抽出量与注入量是否相等，目的是除静脉肾盂造影外，又再次证明囊肿与肾盂或肾盏不通。注入无水乙醇的方法与单纯性肾囊肿大致相同，所不同之处是治疗结束后囊腔内不保留无水乙醇，以免无水乙醇沿针道进入肾盂、输尿管内，导致肾盂、输尿管损伤。

B超引导下经皮穿刺注射医用生物胶有何优点？

医用生物蛋白胶又称纤维蛋白封闭剂、纤维蛋白黏合剂，是一种新型的生物材料，广泛应用于各种外科手术，具有止血、促愈合、防止粘连等作用。有研究报道，应用生物蛋白胶与无水乙醇治疗肾囊肿的疗效相近，但前者并发症发病率明显降低，因此，临床对肾囊肿患者选择硬化剂治疗时更应推荐生物蛋白胶。

CT引导下治疗肾囊肿有哪些优点？

CT作为当前诊断单纯性肾囊肿最常见的影像技术之一，具有操作便利、无创、诊疗时间短、患者耐受理想等优势。CT引导下经皮穿刺硬化治疗的优越性在于可以清楚显示囊肿大小、外形、位置，以及与血管等的空间解剖关系，并可以根据囊肿位置选择距离最近，最安全穿刺路径，而B超垂直进针没有针体的反射，所以难以显示针的轨迹而需增加入针角度，因此增加了通道的长度，因垂直进针时没有针体反射，所以难以显示针尖是否到达肾包膜外，因此在快速进针方面不如CT。与其他影像检查方法相比，超声由于特殊类型肾囊肿声透的不均匀性，其确诊率较低；静脉肾盂造影对于位于肾实质内的占位病变难以显示；MRI对某些囊肿急性出血及囊壁钙化不易观察和定性。而螺旋CT薄层扫描对囊液密度、囊壁形态轮廓及钙化、分隔表现、有否强化及延迟衰减等征象能清楚显示，尤其是多层螺旋CT三维重组图像更有利于观察有无壁结节或分隔结节，能更准确显示邻近器官及组织有无病变，更有利于特殊类型肾囊肿的定位及定性诊断。综上所述，螺旋CT能较好地显示特殊类型肾囊肿的形态和特征；增强延迟扫描对其与囊性肾癌的鉴别诊断具有较高价值。当囊肿可以被强化并在延迟期明显衰减时，应考虑囊性肾癌可能，有手术探查指征。

CT引导下肾囊肿硬化治疗应注意哪些问题

（1）要确定好穿刺层面和进针点，以及进针深度和角度。

（2）对咳嗽较剧者，最好待咳嗽控制后再行穿刺，以免肾脏在随咳嗽振动时，针尖划破肾被膜造成囊肿破裂。

（3）穿刺时应避免从囊肿最膨隆处进针，因该处张力大，可能会引起破裂，对肾上、下极凸出于肾外的较大囊肿尤应注意，此时宜选择张力小的部位或从周围有肾实质处进针。

（4）穿刺时最好一次成功。

（5）较大的囊肿，注入无水酒精后仍有空间，为使酒精充分附着于囊肿壁，应变换体位。

（6）当肾上极囊肿接近肺底时，患者要俯卧位，不宜垂直进针，应采用侧方进针，以免损伤肺部引起气胸。

穆星宇

预防保健篇

多囊肾患者需要预防感冒吗？

患有多囊肾疾病的肾病患者内心是非常痛苦的，因为同别的肾病不一样，多囊肾是一种终身性的遗传疾病，即便是格外注意、家人的体贴照顾再多，仍阻挡不了囊肿继续增大的客观现实。此时，如患感冒，尤其是反复感冒就会使得多囊肾患者的肾损害加重一分，起到雪上加霜的恶化作用，更会加速肾功能损伤的进展。

多囊肾患者如何控制饮食？

多囊肾患者的合理饮食对控制肾功能恶化非常重要。采用低盐饮食每天2~3g食用盐为宜，少吃含钾、磷饮食，要低蛋白、低脂肪饮食，多吃富含维生素与植物粗纤维饮食，保持大便通畅。

多囊肾患者为何需要预防外伤？

多囊肾的囊肿不断增大，将会导致囊肿的囊内压不断增高，迫使患者的双肾也不断增大，腹腔内压加大。此时任何一点轻微的外伤，如扭伤，碰伤，跌伤等就会加大腹腔内压或外伤外力直接对肿大囊肿的冲击，促使具有高内压的囊肿破裂、出血，很易诱发感染。

多囊肾患者为何要控制好血压？

绝大多数的多囊肾患者在肾功能受损之前就会出现高血压，高血压的出现就会加速肾功能的损害，同时高血压也会对心、脑血管产生损伤，出现多囊肾伴有脑血管瘤破裂出血造成中风等严重并发症，故控制好血压对延缓肾功能恶化速度，防止并发症至关重要。

多囊肾平时应该注意什么？

不要吸烟饮酒，也不要使用可能损伤肾功能的药物，如氨基糖苷类、磺胺类、四环素类等。少接触含四氯化碳、汞、铅、砷等化学制剂。避免劳累。平时要定期到医院做双肾彩超，抽血化验肝功能、肾功能。

单纯性肾囊肿的预后怎么样？

单纯性肾囊肿进展缓慢，预后良好。随年龄增长，囊肿数目和体积均增加，但数目增加快于体积。如果CT发现可疑的单纯性肾囊肿，应重复扫描。

肾囊肿及多囊肾早期如何随访？

数量较少、体积较小、无局部疼痛等症状的单纯性肾囊肿，多囊肾早期无肾功能损害、高血压、感染等情况时，属"轻"症。患者只需每半年或一年随访一次，检查尿常规、尿培养、肾功能，做B超观察囊肿大小、形态及内部质地变化情况，不需要治疗。

邵佳亮